WAS AUS ERFAHRUNG HILFT
DAS BESTE FÜR UNSER IMMUNSYSTEM

Heilpflanzen, Ernährung

Akupressur, Achtsamkeit

äußere Anwendungen

Peter Hollmayer

Verlag des Via Vita Institutes

2020

Hinweis:
In diesem Buch werden Informationen und Ratschläge zu gesundheitlichen Themen gegeben. Diese gründen sich überwiegend auf bewährte Erfahrungswerte, sind also nicht zwingend wissenschaftlich erforscht. Auch die Anwendung der Ratschläge gründet auf Erfahrungswerte. Alle Angaben erfolgen ohne Gewähr. Weder der Autor noch der Verlag können für unwahrscheinliche, eventuelle Nachteile, die aus den in diesem Buch gegebenen Hinweisen resultierten, eine Haftung übernehmen.

Impressum

© Verlag des Via Vita Institutes, Unna
www.viavita-institut.de
1. Auflage 1.11.2020,

Bildnachweis

Bilder zu den Lebensmitteln von Ursula Dören
Das Yin Yang Männchen stammt von Goran Lazec.
Alle anderen Bilder stammen von Peter Hollmayer.

Redaktion, Satz, Umschlag
Peter Hollmayer
Umschlag und Layout
Peter Hollmayer
Lektorat
Svea Link
Druck
Wir machen Druck

ISBN 978-3-9810901-5-4

Inhalt

Einleitung

Die großen Heilkundigen vergangener Zeiten kannten keine Erreger, Viren oder Bakterien. Sie kannten auch keine Vitamine oder Nahrungsergänzungsmittel. Sie kannten aber sehr bewährte Methoden, den Körper in die Lage zu versetzen, mit Krankheiten fertig zu werden. Gerade für die Abwehrkraft gibt es in jeder Kultur spezielle Mittel und Anwendungen, auf die viele Generationen mit großem Erfolg zurückgegriffen haben. Aus sehr langer Erfahrung weiß man, dass diese Methoden/Mittel helfen.

Man hat auch stets in größeren Zusammenhängen und weniger nur in Symptomen gedacht. Hier einige Beispiele:
-Eine Blasenentzündung holt man sich häufig durch sehr kalte Füße, die ja weit weg von der Blase sind.
-Menschen die frieren sind viel anfälliger für Infekte oder allergische Krankheiten.
-Schon sehr früh wusste man, dass ein gesunder Darm wichtig für eine gute Abwehrkraft ist. Heute weiß man, dass eine intakte Flora des Darms das Immunsystem unterstützt.

Beobachtung und Erfahrung erzeugen ein ganzheitliches Denken und Heilen. In allen alten Kulturen waren vor allem die Lunge und die Atemwege die wichtigsten Organe, wenn es um die Abwehrkraft geht.

Die Anwendungen in diesem Ratgeber zielen also nicht speziell auf Infekte. Es geht darum, alle Organe, die mit dem Immunsystem in Verbindung stehen, zu unterstützen. So gesehen sind die Anwendungen dieses Ratgebers auch für alle Beschwerden der Lunge, der Atemwege und der Abwehrkräfte im weitesten Sinne.

Auch zielen diese Ratschläge auf die Erholungsphase und die gesundheitlichen Probleme nach Infekten. Die betroffenen Organe erholen sich oft nur sehr langsam. Es können sogar bleibende Schäden bestehen bleiben.

Ich gebe hier meine Erfahrungen der letzten 25 Jahre als Heilpraktiker und TCM Therapeut weiter. Es handelt sich um eine Auswahl von Mitteln und Methoden, die verständlich, wirkungsvoll und einfach in der Anwendung sein sollen.
Die Schwerpunkte liegen bei der Akupressur, der Ernährung, den Heilpflanzen, äußerlichen Anwendungen sowie Achtsamkeitsübungen.

Ich verstehe mich als Ratgeber. Es geht nicht darum, alle Inhalte zu übernehmen. Benutzen Sie die Ratschläge so wie es für Sie und Ihre Situation am besten passt.

Ich wünsche Ihnen eine robuste Gesundheit und viel Spaß beim Lesen!

Kapitel 1 - Akupressur

Neben Blutgefäßen und Nervenbahnen kennt man in Asien ein drittes „fließendes" System. Es sind Energieleitbahnen, durch die unsere Lebenskraft pulsiert.
Im Westen bezeichnet man diese als Meridiane. Den wichtigsten Organen ist jeweils ein Meridian zugeordnet. Wir haben also einen Magen Meridian, einen Lungen Meridian usw., insgesamt sind dies zwölf Meridiane. Diese fließen synchron, jeweils links und rechts im Körper.

Spürbare, pulsierende Lebenskraft

Machen Sie einmal folgende Übung: Umfassen Sie mit einer Hand den Zeigefinger der anderen Hand. Halten Sie diesen ganz leicht, ohne Anspannung. Sie werden feststellen, dass dieser Finger nach einiger Zeit anfängt zu pulsieren. Dieser Puls verändert sich, zwischenzeitlich kann er sogar verschwinden. Es kann also kein „Herzpuls" sein, denn dieser wäre ja stabil und gleichmäßig. Sie spüren auf diese Weise direkt die Energie, die durch die Meridiane fließt. Versuchen Sie auch die anderen Finger nacheinander zu halten, Sie werden deutliche Unterschiede spüren. Schon das Halten der einzelnen Finger harmonisiert unsere Organe. Diese „Technik" stammt vom „Japanischen Heilströmen", einer uralten, sehr sanften Heilkunst.

„Gesundheit ist der freie Fluss von Energien"

Erkrankt ein Organ, hat dies Auswirkungen auf den dazu gehörigen Meridian und speziell auf die darauf liegenden Akupunkturpunkte dieses Meridians. Dies sind energetische Bereiche, die einen direkten Bezug zu dem Organ und seinen Symptomen haben.

Erkrankt die Lunge oder die Atemwege, reagieren die Punkte auf dem entsprechenden Meridian. Auch weitere Punkte anderer Meridiane können betroffen sein.
Diese Punkte sind dann druckempfindlich, sie fühlen sich oft an wie ein blauer Fleck. Manchmal stehen diese Punkte unter starker Spannung und reagieren auf Druck mit einer Ausstrahlung.

„Schmerz ist der Schrei des Körpers nach frei fließender Energie"

Behandelt man diese Punkte mit Akupressur, Akupunkturnadeln, Wärme oder ähnlichen Methoden, lösen sich die Blockaden. Die Energien können wieder frei fließen. Die Symptome bessern sich, das Organ kann seine Aufgaben wieder erfüllen.
Eine besonders einfache, aber sehr effektive Technik ist die Akupressur. Sehr vereinfacht ausgedrückt funktioniert diese Technik folgendermaßen:

Man sucht die druckempfindlichen Punkte und behandelt diese so lange, bis diese nicht mehr schmerzhaft sind.

Natürlich ist es sinnvoll zu wissen, für welche Symptome sich welche Punkte eignen. Dies werden wir jetzt besprechen.

Ein Hinweis zur Zählweise der Punkte:
Wir sprechen von 12 Meridianen. Auf jedem Meridian liegen unterschiedlich viele Punkte. Diese Punkte zählt man hintereinander. Der erste Punkt auf dem Lungenmeridian wird als **Lunge 1**, kurz **Lu 1,** bezeichnet. **Lu 5** ist dann der 5. Punkt auf dem Lungenmeridian. Weil die Energie des Meridiansystems zirkuliert, beginnen einige Meridiane an Händen und Füßen, andere enden dort. Anhand dieser Zählweise findet man die Punkte.

Techniken der Akupressur

Einige wichtige Hinweise vorab!

- Haben Sie keine Scheu: Wenn Sie nicht zu stark drücken und mit gebotener Vorsicht vorgehen, können Sie nichts falsch machen. Meistens drücken wir die Punkte eher zu schwach als zu stark.
- Lassen Sie sich Zeit! Tasten Sie zuerst die Meridiane ab. Erhöhen Sie dann zunehmend den Druck. Führen Sie kleine, kreisende Bewegungen durch.
- Zu Beginn „sucht" man die Punkte zu angestrengt. Mit etwas Erfahrung spüren Sie den Unterschied zwischen „gesunden" und „kranken" Punkten. Ein „kranker" Punkt fühlt sich ganz anders an. Der Punkt zeigt sich sozusagen von selbst!
- Besonders geeignet für die Akupressur sind der Daumen oder der Zeigefinger. Wenn man den Daumen anwinkelt hat, kann man mehr Kraft aufbauen. Diese Kraft benötigt man für bestimmte Punkte.

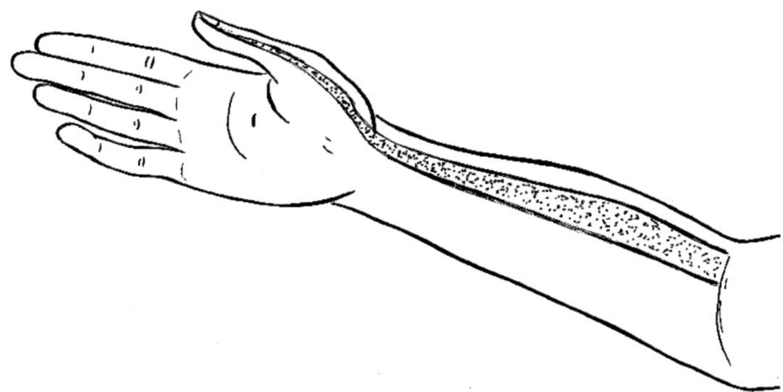

Übung mit dem Lungenmeridian

Dieser hat am Unterarm in etwa folgenden Verlauf:
Er beginnt außen am Daumen (auf beiden Seiten), zieht wie dargestellt, innen am Arm zur Ellenbeuge.

Versuchen Sie erst den Meridian mit dem Daumen und mit Druck zu akupressieren. Gehen Sie langsam der Line des Meridians entlang.

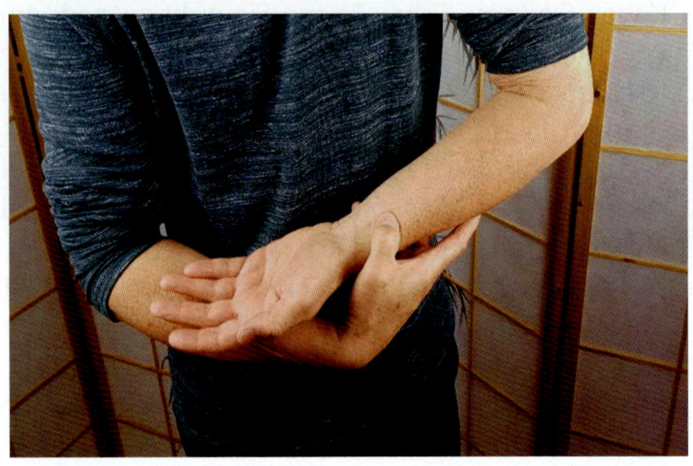

Greifen Sie mit der „arbeitenden" Hand unter den Arm bzw. unter die andere Hand. Akupressieren Sie nun entlang dem Meridian wie er dargestellt ist. Machen Sie leicht kreisende Bewegungen und erhöhen Sie den Druck, bis Sie unterschiedlich druckempfindliche Punkte finden werden. Immer wieder loslassen und neu drücken!

Eine zweite Übung:

Versuchen Sie nun drei wichtige Punkte des Lungenmeridians zu finden und zu behandeln.

Bitte vergessen Sie nicht: Nicht jeder Punkt schmerzt! Seien Sie nicht enttäuscht, sondern froh, wenn Punkte nicht weh tun!

Lunge 5, (Kurzname: Lu 5)

Dieser Punkt liegt in der Mitte der Ellenbogenfalte, Richtung Daumen neben der großen Sehne. Versuchen Sie den Punkt zu finden und zu „bearbeiten". Drücken Sie durchaus mal kräftig auf den Punkt.

Lu 5 wirkt schleimlösend und kräftigend auf die Atmungsorgane

Lu 7

Dieser Punkt liegt auf dem Radialisknochen. Drücken Sie senkrecht auf den Knochen. Beginnen Sie am Handgelenk. Drücken Sie dann einige Zentimeter entlang Richtung Ellenbeuge und wieder zurück. Kreisende, drückende Bewegungen, loslassen, weitergehen...

Lu 7 ist ein wichtiger Punkt bei einer Schwäche der Atmungsorgane.

Lu 10

Drücken Sie gegen den Daumenhandknochen, gehen Sie dem Knochen entlang, drücken Sie an die Kante des Knochens.

Dieser Punkt hilft bei Entzündungen der Atemwege.

Von links nach rechts: Lu 10, Lu 7, Lu 5

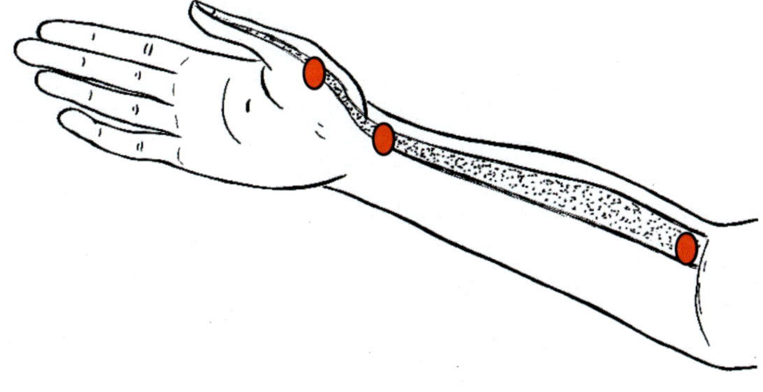

Techniken und Hilfsmittel

Sie können die Punkte auch mit dem Knöchel (z.B. vom Mittelfinger) behandeln. Am Rücken kann man sogar den Ellbogen nehmen. Ein besonders praktisches Hilfsmittel ist ein Kochlöffel. Sie können damit einzelne Punkte oder ganze Meridiane behandeln. Trauen Sie sich mal, an Knochenkanten entlang zu gehen. Gerade für solche Punkte ist der Kochlöffel sehr effektiv!

Unser Thema sind Erkältungskrankheiten, die ja besonders die Atemwege treffen. Die typischen Symptome hat wohl jeder erlebt. Die TCM kannte ja keine Viren oder Bakterien. Sie kannten aber sehr genau die Symptome und den Verlauf dieser Krankheiten. Entsprechend ihrer Erfahrung gaben sie den Beschwerden spezielle Namen.

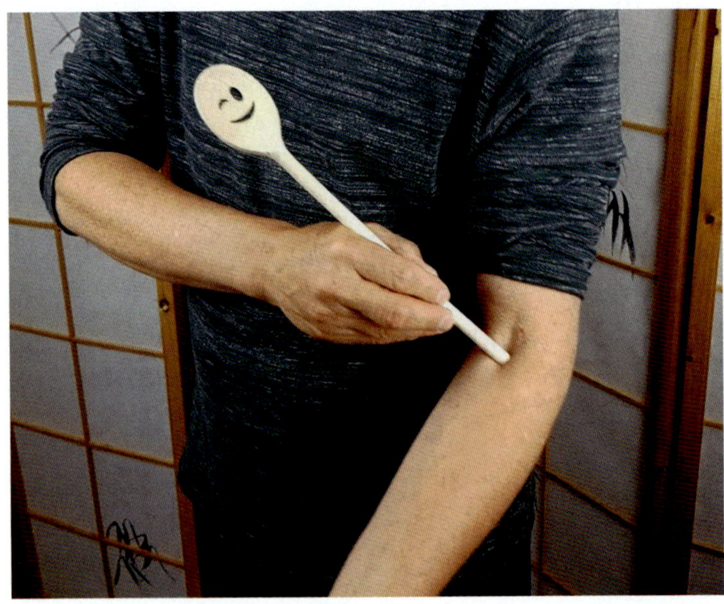

Wind und Kälte

Nach der TCM sind Erkältungen meist eine Kombination aus bioklimatischen Einflüssen von Wind und Kälte. Diese Beschreibung ergibt sich aus der Symptomatik bzw. den Beschwerden.

Symptome/Auswirkungen, westlich erklärt:

- ***Kältegefühl,*** Frösteln, außen schließen sich Kapillargefäße, kalte Hände/Füße
- ***Verspannungen,*** besonders betroffen sind folgende Bereiche: Hals und Nackenmuskulatur, mit Kopfschmerzen
- ***gereizte Stimmung***

Das therapeutische Ziel ist also: Wind und Kälte vertreiben, Verspannungen lösen, die Oberfläche „befreien". Warum dies so wichtig ist, soll hier dargestellt werden:

Die Auswirkungen von Nackenverspannungen (Wind/Kälte)

Starke Verspannungen im Hals- Nackenbereich führen zu einer Blockade verschiedener Funktionen im Körper.

Der **Abfluss der Lymphe** wird teilweise blockiert. Dies schwächt das Immunsystem direkt.

Die **Blutgefäße** werden teilweise „abgeklemmt". Sowohl der Zufluss von frischem Blut als auch der Abfluss von venösem Blut wird gestört.

Jede Spannung verbraucht Energie und schwächt. Sie führt zusätzlich zu **Schmerz, Unbehagen und schlechter Laune.**

Kommen wir also zur praktischen Anwendung. Wir werden nun Akupressurpunkte besprechen, die sich bei einer oben genannten Symptomatik bewährt haben.

Punkte an der Schädelkante:

Die Region, in welchem Wind sich schnell festsetzt, ist der Hals- und Nackenbereich. Im Nacken und an der Schädelkante befinden sich sogenannte „Windpunkte". Diese sind bei Erkältungskrankheiten sehr empfindlich und deshalb sehr wichtig bei der Therapie. Deshalb beginnen wir dort:

Gehen Sie mit dem Zeige- oder Mittelfinger am Hals (siehe Bild) entlang hoch, bis Sie an die Schädelkante kommen. Schieben und drücken Sie mit dem Zeige- oder Mittelfinger von unten nach oben gegen die Schädelkante. Gehen Sie in kreisenden, drückenden Bewegungen von innen nach außen und zurück.

Hier eine andere Möglichkeit: Legen Sie die Hände auf den Kopf und ziehen Sie dann mit den Daumen unter die Schädelkante, ziehen Sie kräftig gegen den Knochen nach oben, wieder nach unten bis unter den Schädelknochen. Machen Sie kreisende Bewegungen.

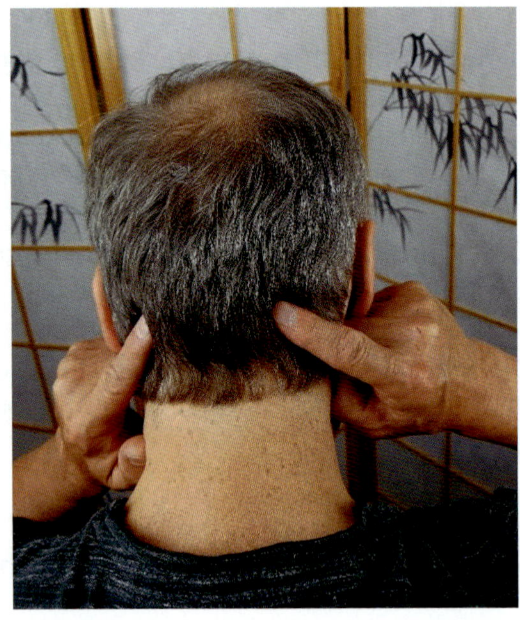

Der verspannte Nacken (Punkt Galle 21)

Der wichtigsten Punkte in Nacken ist Galle 21. Er liegt auf dem höchsten Punkt der Nackenmuskulatur. Legen Sie ihre rechte Hand auf den linken Nackenmuskel. Suchen Sie mit dem Mittelfinger nach der härtesten Stelle. Sie können diesen Punkt nicht verfehlen! Die Aufgabe ist nun diesen Punkt „weich" zu bekommen.

- Massieren Sie mit den Fingern und mit allen Hilfsmitteln. Die Spannung in diesem Bereich kann sehr stark sein.
- Schieben Sie diesen großen Muskel kräftig nach hinten, dies lockert ihn sehr schnell. Versuchen Sie dies einmal mit einem Kochlöffel.
- Lockern Sie soweit möglich, den gesamten Nacken. Gehen Sie dabei so nah wie möglich an den Halsbereich heran.
- Sie können den Nacken auch freiklopfen.
- Fragen Sie Ihre Familie oder Freunde um Hilfe.

„Windpunkte", von oben nach unten:
Ga 12,
Ga 20,
Ga 21

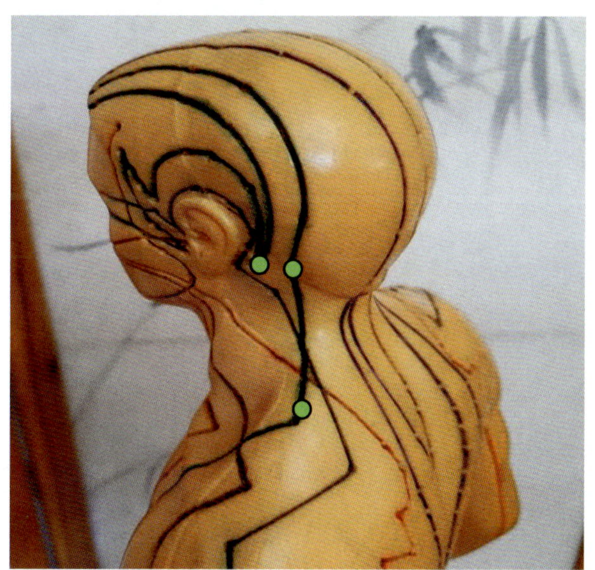

Der Hals im hinteren Bereich

Auch die Halsmuskeln sind meist sehr stark angespannt.
Die einfachste Methode, dies positiv zu beeinflussen, ist den Hals zu „kneifen".
Greifen Sie mit dem Mittelfinger und dem Daumen wie mit einer Zange die Halsmuskulatur und akupressieren Sie den ganzen Halsbereich. Lockern Sie die schmerzhaften Stellen.

Hinweis für Akupunkteure:

Aus meiner praktischen Erfahrung wirkt hier die Akupressur deutlich stärker als die Akupunktur. Ein Grund ist sicher die starke muskuläre Spannung, gerade bei Ga 21.

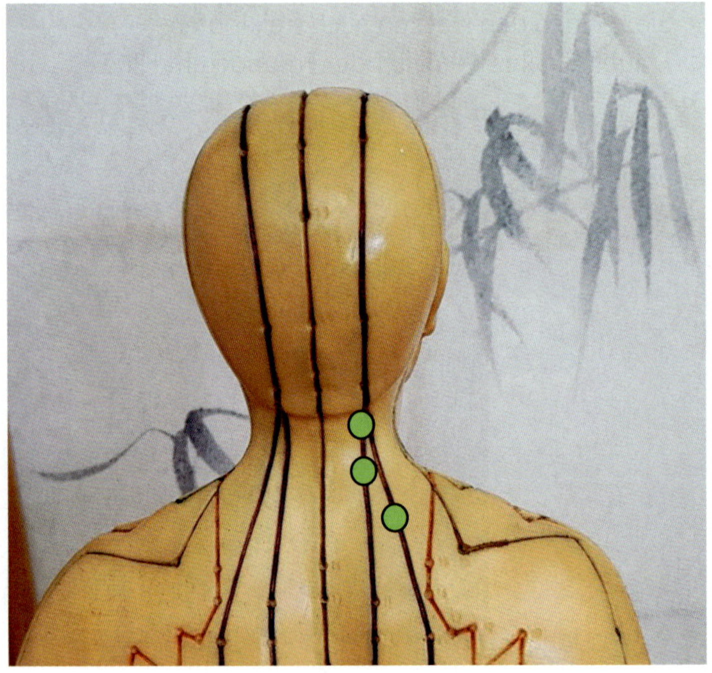

Punkte im Brustbereich

Wir kommen jetzt zum Bereich der Brust, vorne am Körper.
Hier befinden sich besonders wichtige Punkte, die sogenannten Alarmpunkte. Diese Punkte schlagen Alarm, bzw. sind besonders empfindlich, wenn die entsprechenden Organe Probleme haben.
Sehr wichtig ist der Alarmpunkt der Lunge, Lunge 1.
Er hilft aus langer Erfahrung der TCM bei zahllosen Krankheiten der Lunge - von einer Erkältung bis zum Asthma. Die Atmung wird freier, selbst die Körperhaltung wird positiv korrigiert. Lu 1 liegt auf den oberen Rippen, wie hier dargestellt unterhalb des Schlüsselbeins. Finden und drücken Sie Lu 1. Ein Kochlöffel ist auch hier sehr hilfreich.

Lunge 1 – Alarmunkt der Lunge
Punkt für aktuelle Lungenprobleme; Allgemeinpunkt

Konzeptionsgefäß (KG) 17 – oberes Meer der Energie, stimuliert den gesamten oberen Bereich des Körpers

von links: Lu 1, KG 17, Lu 1

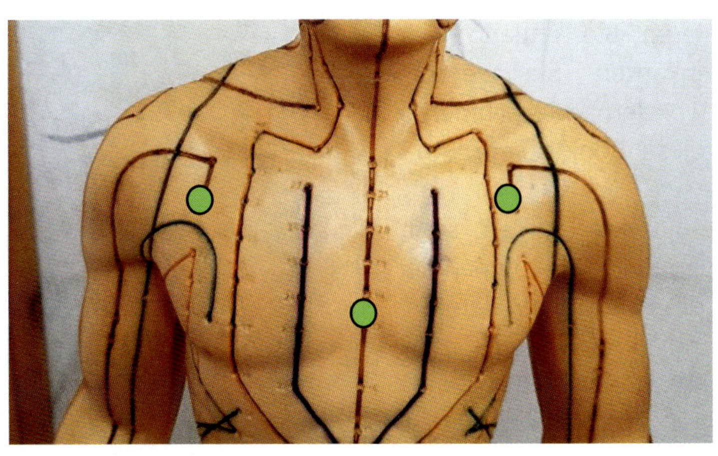

Auf dem Brustbein, ziemlich genau auf der Mitte davon, befindet sich ein Punkt der den ganzen Brustbereich beeinflusst. Es ist Konzeptionsgefäß 17, KG 17. Auch dieser Punkt ist leicht zu finden. Drücken Sie kreisförmig auf die Mitte des Brustbeins!

Zusätzliche Punkte auf der Brust

Diese befinden sich in den Zwischenrippenräumen und an den Kanten des Brustbeins.

Diese Punkte lösen Blockaden der Atmung, sie bewirken eine tiefere, entspanntere Atmung. Sie stärken und stimulieren unser Immunsystem. Gleichzeitig entlasten und kräftigen diese Punkte das Herz und alle weiteren Brustorgane.

Besonders stark wirksam und schmerzhaft sind die Punkte an der Kante zum Brustbein. Greifen Sie mit dem Zeigefinger oder dem Kochlöffel zwischen die Rippen, drücken Sie gegen die Knochenkanten und „rühren Sie um". Gehen Sie an die Kante zum Brustbein.

Gehen Sie auch in die Zwischenrippenräume und akupressieren Sie entlang der Rippenkanten. Sie werden sich wundern, wie schmerzhaft diese Punkte sein können!

Diese Punkte wirken sehr entspannend. Sie bemerken dies direkt an einer tieferen Atmung und einem entspannten Herzen!

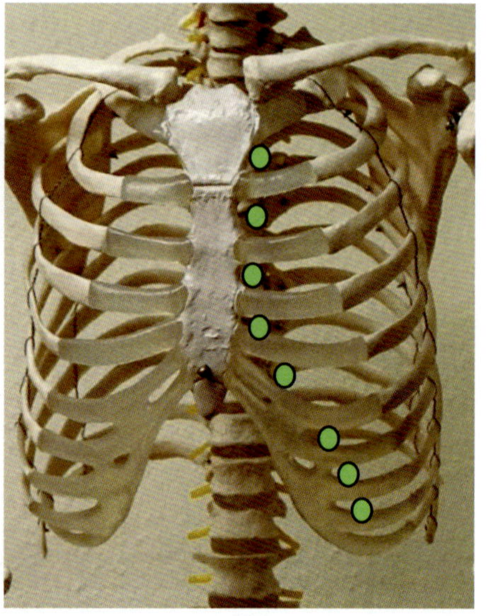

Punkte, die das Zwerchfell entspannen

Zwei weitere Alarmpunkte entspannen zusätzlich das Zwerchfell und unterstützen das Immunsystem. Sie befinden sich an den unteren Kanten der letzten Rippen. Drücken Sie, am Besten im Stehen, von unten gegen die freien Rippen.

Von oben nach unten:
Leber 13, Galle 25

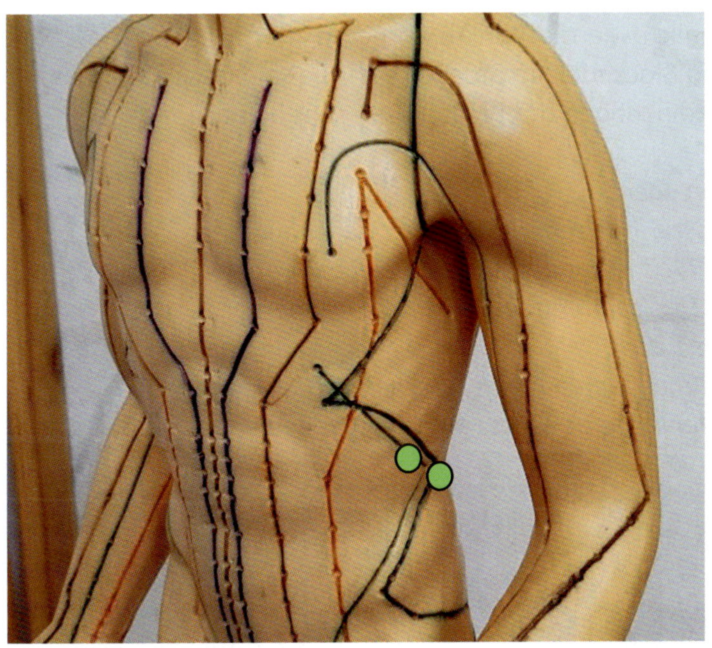

Die Punkte am oberen Rücken

Die sogenannten Zustimmungspunkte haben eine ähnliche Wirkung wie die Alarmpunkte. Sie liegen entlang der Wirbelsäule. Leider erreicht man diese nur schlecht selbst. Holen Sie sich bitte die Hilfe Ihrer Lieben!

Die wichtigsten Punkte liegen ca. 3 cm neben der Wirbelsäule. Akupressieren Sie einfach auf beiden Seiten entlang der Wirbelsäule. Auch zwischen den Schultern und an den Kanten der Schulterblätter werden Sie sicher fündig werden!

Ähnlich wie die Punkte vorne am Körper lösen sie Spannungen und Blockaden im Brustbereich. Sie sind bei Erkältungen und allen Erkrankungen der Brustorgane sehr hilfreich.

Von oben:
Blase 13, Zustimmungspunkt der Lunge
Bl 14, Zustimmungspunkt des Perikards
Bl 15, Zustimmungspunkt des Herzens
Zusätzlich:
Schmerzhafte Punkte zwischen den Schulterblättern
Schmerzhafte Punkte auf und an den Kanten der Schulterblätter

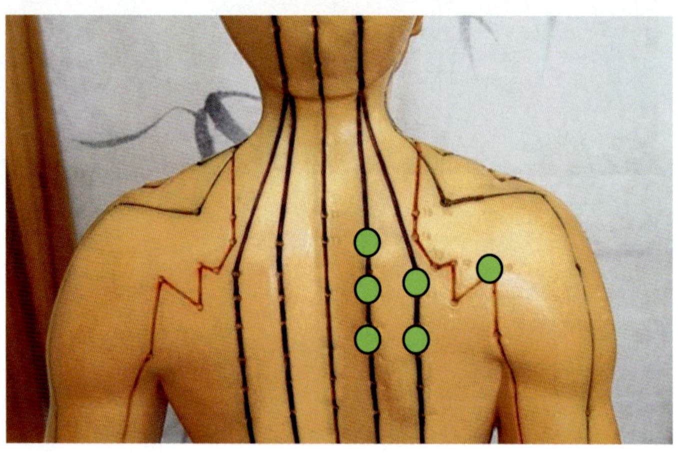

Punkte im Gesicht

Der lokale Einsatz von Akupressurpunkten im Gesicht ist sehr sinnvoll. Diese Punkte haben eine unmittelbare Wirkung auf die Atemwege, insbesondere auf die Nebenhöhlen. Sie unterstützen das Immunsystem, wirken durchblutungsfördernd und Schleim lösend. Auch auf die Sinnesorgane, besonders die Augen und die Nase wirken diese Punkte. Die Punkte liegen an markanten Stellen, häufig an den Kanten von Knochen. Versuchen Sie durch kreisende Bewegungen die Punkte zu finden. Selbst hier ist ein Kochlöffel hilfreich. Drücken Sie mit dem Stiel vorsichtig von unten gegen die Wangenknochen (Magen 3). In der Verlängerung vom Wangenknochen liegt dann der Punkt Dickdarm 20 (Di 20). Mit etwas Übung werden Sie die Punkte finden.

Von oben nach unten:

Galle: Ga 14
Blase: Bl 2
Galle: Ga 1
Dickdarm: Di 20
Magen: Ma 3

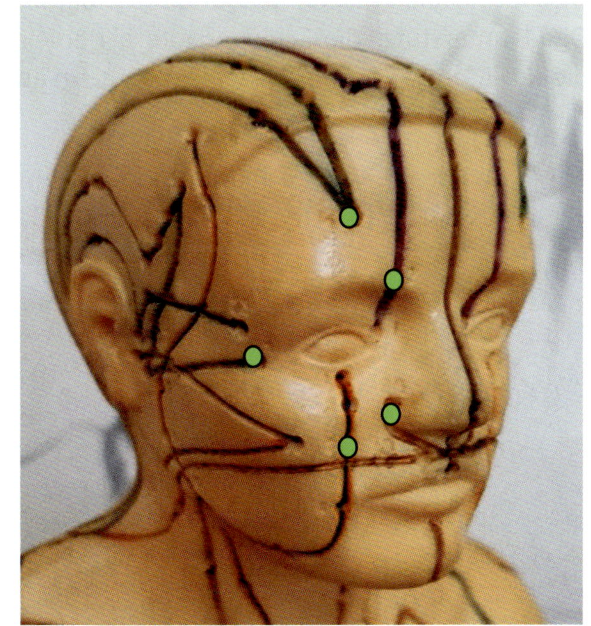

Die Fernpunkte

Punkte an Armen und Beinen wirken auf Meridiane und innere Organe. In Kombination mit Nahpunkten verstärken sie den therapeutischen Effekt. Meist sind diese Punkte bei entsprechenden Krankheiten sehr empfindlich und druckschmerzhaft.

Lungen und Dickdarmmeridian

Beide Meridiane stimulieren das Immunsystem, die Atmungsorgane, die Schleimhaut.

Es macht Sinn, die Meridiane komplett zu akupressieren. Besonders wichtig sind folgende Punkte:

Lungenmeridian: Lu 5, Lu 7, Lu 10 (siehe oben)

Dickdarmmeridian: Di 4, Di 11

Di 4 wirkt stark entspannend und durchblutungsfördernd.

Di 11 unterstützt die Schleimhäute allgemein und insbesondere die der Atemwege und die Schleimhäute in anderen Organen, z.B. des Magens.

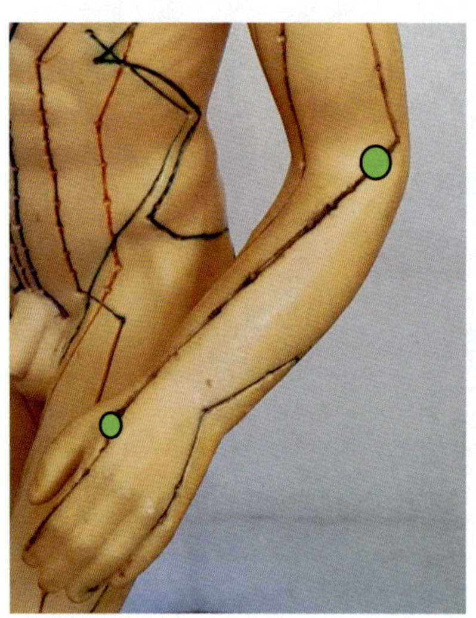

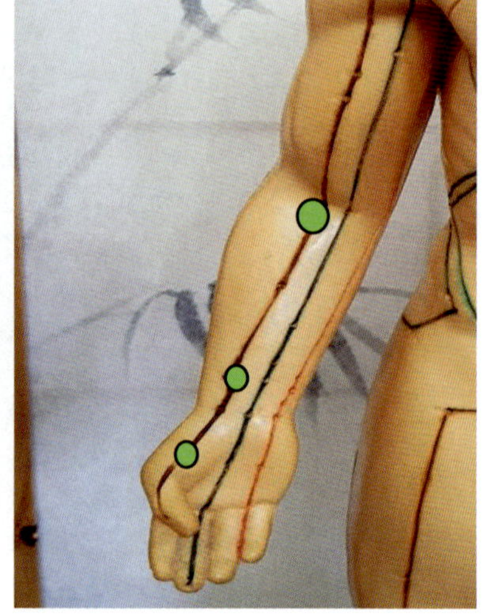

Es folgen nun weitere wichtige Punkte bzw. Techniken.

Rollen mit Fäusten über den Schädel

Eine sehr einfache, wirkungsvolle Methode ist das kräftige Rollen mit der Faust über den ganzen Schädel (dort, wo Haare sind, bzw. waren ;)
Machen Sie dazu eine Faust und rollen Sie wie mit einem Wiegemesser über Ihren Schädel. Beginnen Sie vorne, hinter dem Haaransatz und gehen Sie in alle Richtungen bis an die hintere Schädelkante. Gehen Sie an die Seiten bis hinter die Ohren.
Die Wirkung erfahren Sie unmittelbar.
Hier auf dem Bild sieht man, wie man die Faust hält.

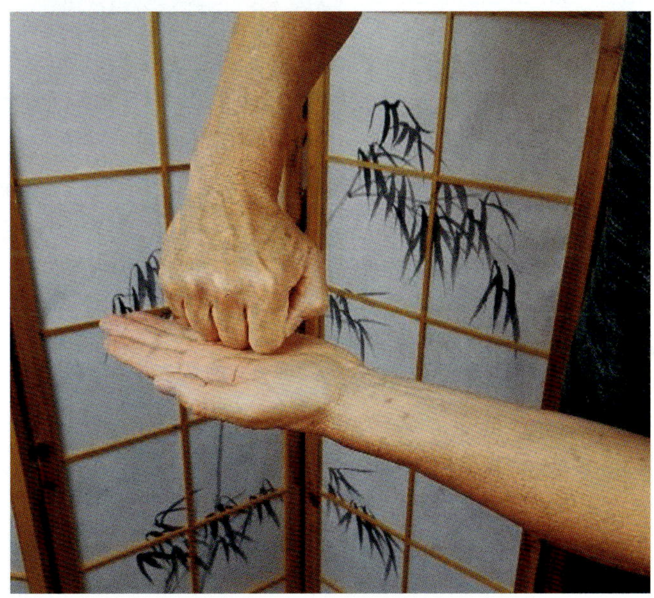

Gua Sha: Kratzen und Schaben

(insbesondere Hals, Nacken, Brustbereich, Schulter)
Eine weitere Methode der TCM ist die Technik „Gua Sha", was übersetzt so viel heißt wie „Kratzen und Schaben", für unsere Belange insbesondere an Hals, Nacken, Brustbereich und Schulter. Man nimmt hierfür einen Löffel oder einfach die Fingernägel. Auch hier ist die Durchführung denkbar einfach: Ziehen Sie mit den Fingernägeln dem hinteren Hals entlang, von oben nach unten, von innen nach außen, in alle Richtungen. Es soll so lange geschabt bzw. gekratzt werden, bis eine deutliche Rötung eintritt.

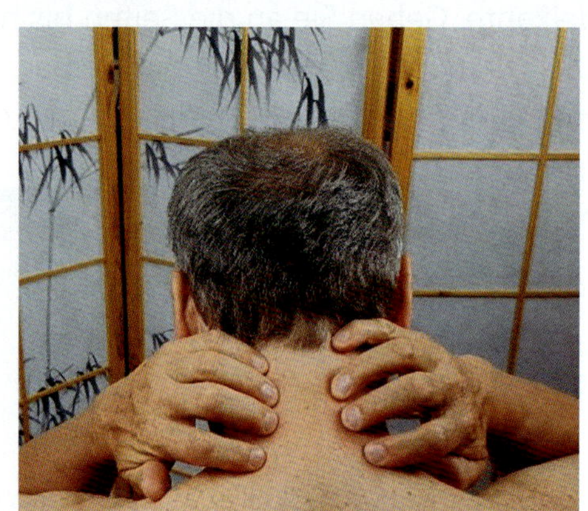

Schaben Sie anschließend den Nacken, die Brust usw. Der Schwerpunkt sollte auf Muskeln liegen. Bitte meiden Sie weiche, verletzliche Stellen.
Sie finden z.B. bei You Tube hilfreiche Videos.

Moxatherapie/Rotlichtlampen

Moxatherapie ist die Behandlung von Akupunkturpunkten und Meridianen mit Wärme. Zum Einsatz kommen normalerweise spezielle „Moxa-Zigarren" (den Einsatz dieser Zigarren sollte Experten/erfahrenen Therapeuten überlassen werden). Es gibt eine Alternative, die sehr ähnlich wirkt und von jedem selbst angewendet werden kann: Der Einsatz einer Rotlichtlampe.

Gehen Sie den Lungen und Dickdarm Meridian entlang. Dies ist sehr angenehm und verstärkt die Wirkung der Akupressur. Da sich ein großer Teil des Immunsystems im Bauch befindet, macht es Sinn auch den Bauch zu bestrahlen.

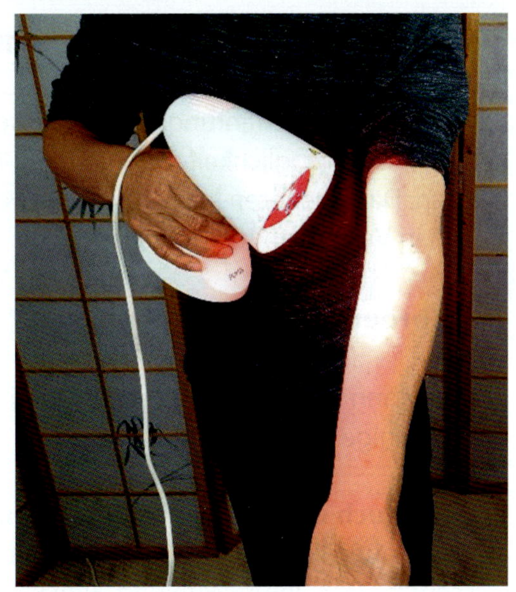

Durchwärmen Sie vor allem den Nacken- und Brustbereich.

Fast alle bisher besprochenen Punkte können mit einer Rotlichtlampe (mit gebotener Vorsicht!!!) gemoxt werden.

!Vorsicht!

Moxatherapie, auch Rotlichtlampen sind kontraindiziert, sobald Hitze und Fieber eintreten!!

Sie dürfen dann nicht mehr angewandt werden, da diese die Hitze verstärken würden!

Sehr empfindliche Körperteile darf man nicht moxen!

Wenden Sie die Lampe ab, sollte ein unangenehmes Gefühl auftreten!

Der Einsatz ist sehr sinnvoll, solange Schwäche- und Kältesymptome im Vordergrund stehen.

Kapitel 2 - Äußere Anwendungen

Das wertvolle Erfahrungswissen verschiedenster Kulturen kennt zahlreiche Möglichkeiten, wie man mit Erkältungen umgehen kann. Dazu gehören auch äußere Anwendungen. Leider ist viel davon in Vergessenheit geraten.

Vorbeugung

Man kann schon mit einfachen Mitteln Erkrankungen vorbeugen. Hier einige Beispiele:

Halstuch und Mützen als Schutzmittel

Das Tragen eines Halstuches erwärmt die oberen Atemwege und schützt diese vor Auskühlung. Eine kalte Haut oder Schleimhaut ist deutlich anfälliger für Erkältungen. Diese einfache Maßnahme, das Warmhalten der Halsregion, kann das Risiko von Erkältungen verringern.

So altmodisch es klingt: Das Tragen von Mützen, Kopftüchern und Hüten war lange Zeit in fast allen Kulturen bei der Arbeit im Freien üblich und galt als Schutz vor Wind und Wetter.

Feuchte Raumluft/Inhalieren

Forschungen haben gezeigt, dass trockene Luft die körpereigene Abwehr von Grippeviren stark abschwächt. Die Schleimhaut und die Flimmerhärchen werden stark in ihrer Funktion eingeschränkt. Der Schleim trocknet ein, die Atemwege werden nicht richtig gereinigt.

Es macht also Sinn, gerade im Winter die trockene Heizungsluft anzufeuchten. Hierfür gibt es spezielle Raumbefeuchter. Alternativ kann man auch nasse Tücher über die Heizkörper legen.

Hier ein einfacher Ratschlag

Hilfreich ist auch das Inhalieren von heißer, feuchter Luft. Geben Sie in eine Thermoskanne einen Esslöffel (oder einen Teebeutel) mit Heilpflanzen, die die Schleimhaut reinigen (z.B. Thymian, Salbei, Ringelblume, Schafgarbe, Anis), übergießen Sie diese mit heißem Wasser. Das Wasser bleibt in der Thermoskanne lange warm. Inhalieren Sie nun abwechselnd über die Nase und dem Mund den heißen Kräuterdampf.

Gurgeln und Mundspülungen mit Heilpflanzen

Erkältungskrankheiten betreffen zuerst die oberen Atemwege. Über Nase, Mund und Rachen kommen Wind, Kälte, Erreger und Keime in unseren Körper. Der obere Rachenraum enthält ein sehr aktives Lymphsystem. Gleichzeitig befindet sich dort eine sehr aktive Schleimhaut. Das Gurgeln mit sehr warmem Wasser (versetzt mit Heilpflanzen) reinigt diese Schleimhaut und aktiviert das Lymphsystem. Gurgeln eignet sich auch zur Vorbeugung, weil ein aktivierter Rachenraum deutlich widerstandsfähiger gegen Erreger ist. Auch im Frühstadium von Erkältungen kann eine häufigere Anwendung den Heilungsprozess deutlich beschleunigen.

Ein praktisches Beispiel:

Geben Sie einen Teelöffel Heilpflanzen wie Salbei, Thymian, Ingwer oder Fenchel in eine große Tasse, übergießen Sie diese mit heißem Wasser, lassen Sie es 3-5 Minuten ziehen. Gurgeln Sie mit so warmem Wasser wie möglich (natürlich nicht zu heiß!!). Spucken Sie das Wasser anschließend wieder aus. Auch Kinder machen dies gerne. Für Kinder kann hierfür ein wenig Honig zugefügt werden und die Temperatur niedriger sein.

Vorsicht!

Bei einer Erkältung sind kalte Mittel wie die Minze oder Eukalyptus ungeeignet! Diese wirken kühlend, sie sind besser bei einer Entzündung oder Hitze im Körper geeignet!

Bürstenmassage

Bürstenmassagen wirken wie eine leichte Massage und wirken ähnlich wie eine Lymphdrainage. Verwenden Sie hierfür eine Bürste mit Naturborsten. Die Borsten sollten nicht zu hart sein.

Lymphgefäße fließen (anders als die Blutgefäße) nur in eine Richtung, nämlich zum Herzen. Es macht also Sinn, immer mit dem Lymphfluss in Richtung Herz zu bürsten.

Beginnen Sie an Händen und Füßen und bürsten Sie Arme, Beine, Bauch, Brust, Kopf und soweit wie möglich den Rücken also stets in Richtung Herz. Diese einfache Anwendung fördert die Durchblutung und Erwärmung der Oberfläche. Sie strafft und kräftigt die Haut. Sie bewegt zusätzlich den Lymphfluss. Dies regt auch die Entgiftung an.

Diese Effekte stärken unser Immunsystem enorm.

Ganz nebenbei kräftigen diese einfachen Anwendungen die Gefäße, entlasten das Herz, kräftigen das Bindegewebe und unterstützen die Therapie bei chronischen Krankheiten. Ihre Haut wird jünger aussehen. Es lohnt sich also!

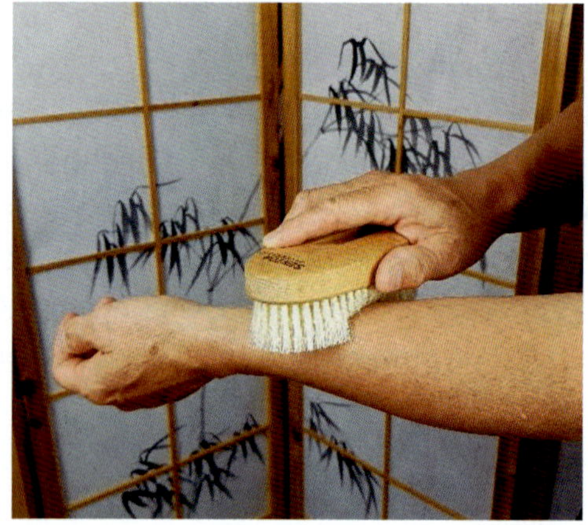

Machen Sie die Bürstenmassage regelmäßig, am besten täglich direkt nach der Dusche.

Kneippsche Anwendungen

Völlig zu Unrecht fast vergessen sind die Ratschläge von dem einst berühmten „Wasserpfarrer" Kneipp. Er lebte von 1821 bis 1897 im Allgäu. Er war als junger Mann schwer an Tuberkulose erkrankt. In seiner Zeit war dies häufig ein Todesurteil. Durch Wasseranwendungen heilt er sich selbst und entwickelte danach seine weltberühmte Wasserkur. Er heilte bei abertausenden Menschen alle möglichen Krankheiten mit einfachsten, aber höchst effektiven Mitteln.

Es würde den Rahmen dieses Ratgebers völlig sprengen, dies ausführlich zu besprechen. Die für diesen Bereich wichtigsten Anwendungen finden hier aber ihren Platz.

Grundregeln Kneippscher Anwendungen

Die meisten Anwendungen von Pfarrer Kneipp beruhen auf dem Prinzip, durch Reize mit Wasseranwendungen die Durchblutung stark zu fördern. Die wichtigsten Anwendungen sind Waschungen, Güsse, Wickel und Dämpfe. Bei einer korrekten Anwendung sind diese frei von Risiken oder Nebenwirkungen.

- Waschungen und Güsse haben eine stark durchblutungsfördernde sowie abhärtende Wirkung.
- Dämpfe und Wickel erweichen schädliche Stoffe im Körper und leiten diese aus.

Es gibt vorab zwei wichtige Regeln!

- **Keine kalten Anwendungen auf die kalte Haut**
- **Nach der Anwendung für Durchwärmung sorgen**

Man kann sich nach einer Anwendung ins Bett legen und warm eingepackt mit heißem Tee erwärmen. Es empfiehlt sich besonders, sich nach Waschungen und Güssen 15 Minuten zu bewegen, bis man durchgewärmt ist.

Pfarrer Kneipp warnt!
Sollten Sie diese einfachen Hinweise nicht berücksichtigen, werden Sie mehr Schaden als Nutzen mit den Anwendungen erzielen!

Es folgen nun Anwendungen, die sich zur Vorbeugung und Therapie von Erkältungen sehr bewährt haben

Barfuß laufen

Heute weiß man, dass sich zahlreiche Reflexzonen in unseren Fußsohlen befinden. Barfußlaufen aktiviert und unterstützt die Tätigkeit unserer Organe. Die erhöhte Durchblutung führt zu warmen Füßen, was wiederum unser Immunsystem stärkt. Ein schwaches Abwehrsystem erkennt man oft schon an kalten Füßen.

Waschungen

Waschungen sind sehr kurze Anwendungen. Sie sollen niemals länger als 1 bis 2 Minuten dauern. Das vorwiegende Ziel ist, die gewünschten Stellen mit kaltem Wasser zu benetzten.
Es geht hierbei weder um eine Massage noch um Reibungen.

Sie benötigen:
Ein Handtuch oder einen (möglichst großen) Waschlappen.
Evtl. ein weiteres Handtuch zum Schutz.
Kaltes Wasser, am einfachsten am Waschbecken, an der Badewanne oder in der Dusche.

Vorgehensweise am Beispiel einer Armwaschung

- Legen Sie sämtliche Kleider des Oberkörpers ab.
- Stecken Sie sich ein Handtuch zum Schutz wie eine Schürze in die Hose.
- Tauchen Sie das andere, gefaltete Handtuch bzw. den Waschlappen in kaltes Wasser.
- Beginnen Sie die Waschung außen an der rechten Hand, gehen Sie in einem Großen Strich außen hoch bis zur rechten Schulter.
- Gehen Sie nun innen, in der Achselhöhle beginnend, innen bis zur rechten Handinnenfläche.
- Achten Sie darauf, dass keine Stelle trocken bleibt. Tauchen Sie den Waschlappen erneut in kaltes Wasser. Jede Stelle sollte gründlich nass werden.
- Wiederholen Sie die Waschung nun am linken Arm, außen beginnend, zur Schulter und innen zurück zur Hand.

Sie können diesen Vorgang ein weiteres Mal wiederholen. Bitte nehmen Sie dann keine weiteren Waschungen mehr vor. Mehr hilft hier nicht mehr, sondern kann sogar Schaden anrichten!!
Das wichtigste ist hier der Reiz. Vertrauen Sie ihrem Körper und den Empfehlungen von Pfarrer Kneipp!

Wichtig!!
Trocknen Sie nach Waschungen und Güssen den Körper (hier die Arme) NICHT ab!!
Ziehen Sie sich umgehend an! Alle nassen Stellen müssen mit Kleidung bedeckt sein! Nur die Hände sollen abgetrocknet werden, da man diese ja nicht zudeckt.

Der Reiz wird dadurch deutlich verstärkt. Sorgen Sie dafür, dass Sie nun warm werden! Sie können sich nach Waschungen ins warme Bett legen. Noch besser ist es, sich ca. 15 Minuten lang zu bewegen, um sich durchzuwärmen. Der Effekt ist unmittelbar fühlbar, Sie werden ihn nicht mehr missen wollen!
Waschungen können zwei bis dreimal täglich durchgeführt werden. Sie wirken stärkend auf innere Organe, beruhigend, auch Schlaf fördernd. Die Blutzirkulation wird deutlich verstärkt.
Jeder Bereich des Körpers kann separat gewaschen werden:

Bei der ***Brustwaschung*** geht man mit großen Strichen über die Brust.
Bei der ***Oberkörperwaschung*** geht man in großen Strichen zusätzlich über den Rücken.

Entsprechend geht man bei ***Beinwaschungen, Unterkörperwaschungen, Ganzwaschungen*** usw. vor.

Wichtig ist, dass die Anwendung sehr zügig durchgeführt wird!

Beachten Sie stets diese Grundregeln!

- Niemals kaltes Wasser auf einen kühlen Körper!
- Die Anwendungen sollen kurz und sanft sein
- Nicht abtrocknen
- Zügig komplett ankleiden
- Anschließend für Durchwärmung sorgen

Sebastian Kneipp rettete zahlreiche Leben durch die Anwendung von Waschungen bei fiebrigen Erkrankungen. Hier werden die Anwendungen in kurzen Abständen im Bett vorgenommen. Bitte überlassen Sie diesen Hinweis geübten Fachleuten!

Güsse

Güsse sind eine erweiterte Anwendung der Waschungen. Man benutzt hier fließendes Wasser. Zur Abhärtung benutzt man kaltes Wasser. Will man einen tieferen Reiz erzielen benutzt man kaltes und warmes Wasser im Wechsel.

Der Knieguss als Beispiel

Am einfachsten stellt man sich in ein Duschbecken oder in eine Badewanne. Man entblößt die Beine bis ein gutes Stück über das Knie. Man beginnt mit dem (kalten) Wasserstrahl außen, hinten am rechten Fußrücken, geht mit dem Duschschlauch langsam außen, hinten hoch bis etwas über das Knie und verweilt dort einen Augenblick. Dies wiederholt man dann am linken Unterschenkel.
Nun wechselt man nach innen. Man beginnt wieder unten rechts am Fuß, diesmal innen und geht langsam hoch zur Innenseite des rechten Knies. Dies wiederholt man dann am linken Unterschenkel. Sie können dieses Ritual ein bis zweimal wiederholen. Die Dauer der Anwendung des gesamten Kniegusses sollte zu Beginn einer Therapie nicht mehr als 30 Sekunden sein. Später kann man die Dauer verlängern.

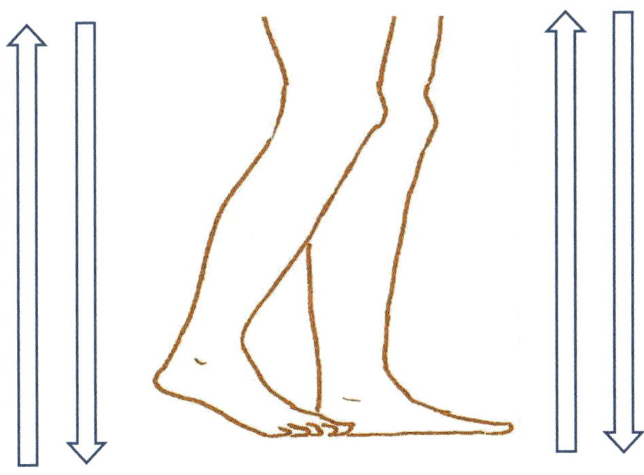

Regeln für die Anwendung von Güssen

- Die Bewegung des Wasserstrahls soll langsam und gleichmäßig durchgeführt werden.
- Der Wasserstahl soll sehr leicht sein und die gewünschten Stellen flächig abdecken, bzw. „ummanteln". Es eignet sich also am besten ein (dicker) Schlauch oder ein weicher Duschstrahl.
- Je schwächer Menschen sind, desto vorsichtiger und kürzer soll die Anwendung sein.
- Man sollte mit einem bis zwei Güssen pro Tag beginnen.
- Mit der Zeit kann man die Zahl und die Dauer der Anwendungen erhöhen.

Auch hier gelten diese Grundsätze!

- Niemals kaltes Wasser auf einen kühlen Körper geben!
- Die Anwendungen sollen kurz und sanft sein
- Nicht abtrocknen
- Zügig komplett ankleiden
- Anschließend für Durchwärmung sorgen

Weitere Güsse nach Kneipp

Man kann Güsse beliebig anwenden bzw. erweitern.

Der Knieguss kann zum „**Beinguss"** oder **„Unterguss"** ausgeweitet werden.

Man begießt sich hierbei bis zur Leiste oder sogar bis zum Nabel.

Am Oberkörper kann man verwenden: **Armguss, „Oberguss", Kopfguss.**

Es gelten stets die gleichen Regeln.

Wechselgüsse

Eine tiefe, verstärkte Wirkung bietet der Wechsel von warmem und kaltem Wasser.
Man beginnt den Guss mit warmem Wasser und wechselt dann zu kaltem Wasser.
Dies kann zwei bis drei Mal wiederholt werden. Der letzte Guss sollte kalt und eher kurz sein.

Dämpfe/Inhalationen

Dämpfe bzw. Inhalationen zu Heilzwecken kannten schon die alten Ägypter. Bei Infekten und Krankheiten der Atemwege verwendete Kneipp vor allem den „Kopfdampf". Davon gibt es eine etwas aufwändigere Variante und eine deutlich einfachere Kurzform.
Dabei kommt heißer Dampf, versetzt mit Heilpflanzen, zum Einsatz. Dieser Dampf wird eingeatmet. Aber auch der ganze Oberkörper oder Teile davon werden dem Dampf ausgesetzt.
Der Kopfdampf wirkt stark Schleim lösend und befreiend auf die Atemwege. Er wirkt außerdem durchblutungsfördernd auf alle Brust- und Kopforgane.
Kneipp empfiehlt diese bei Erkältungen und im Frühstadium von Infekten der Atemwege. Auch bei chronischen Lungenleiden ist er sehr hilfreich.

Kurzform des Kopfdampfes

Beginnen Sie am besten mit dieser leicht durchführbaren Form des Kopfdampfes. Sie benötigen dazu einen weiten Topf, dazu 1-2 Esslöffel Heilpflanzen (z.B. Ringelblume, Kamille, Thymian, Schafgarbe, Salbei) sowie ein Badetuch. Erhitzen Sie ca. 2-3 Liter Wasser mit den Heilpflanzen. Stellen Sie den abgedeckten Topf mit den Heilpflanzen auf einen Tisch.

Setzten Sie sich vor den Topf auf einen Stuhl, evtl. auf ein dickes Kissen, damit man höher sitzt. Nehmen Sie eine Decke oder ein Badetuch und bedecken Sie Ihren Oberkörper und den Topf damit. Machen Sie soweit möglich den Oberkörper frei. Öffnen Sie nun langsam, dann immer mehr den Deckel. Atem Sie die möglichst heiße Luft durch Mund und Nase ein. Heißes Wasser sollte immer mit Vorsicht verwandt werden!

Vergessen Sie nicht die abschließende Kaltanwendung!

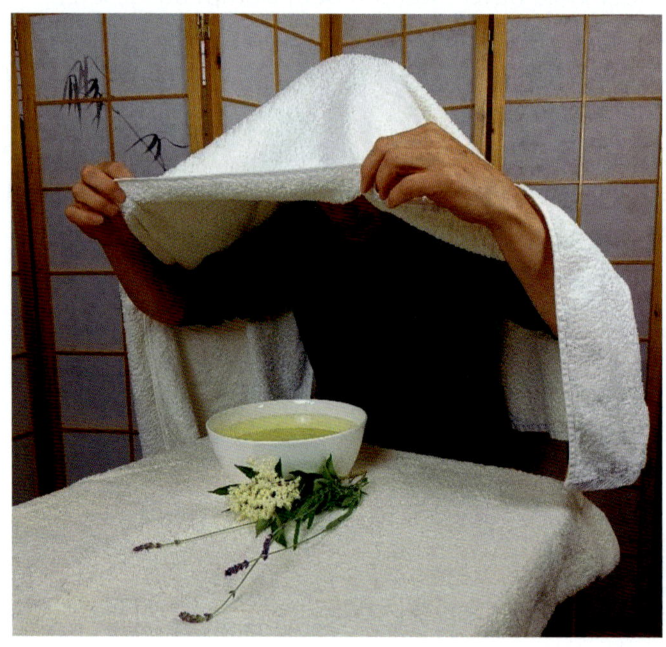

Ausführliche Form des Kopfdampfes

Bei dieser deutlich aufwändigeren Variante benutzt man zwei Stühle. Auf einem Stuhl steht dann auf einer Unterlage der Topf mit dem heißen Wasser. Man wird mit einer großen Decke komplett abgedeckt. Für die Durchführung dieser Variante ist eine Hilfsperson zumindest dringend anzuraten. Der große Kopfdampf ist in seiner Durchführung für Ungeübte unter Umständen nicht ganz ungefährlich. Deshalb wird er hier auch nur vorgestellt und nicht ausführlich beschrieben. Ich rate Ihnen, sich bei einem Kneippverein oder einem Kneipp Therapeuten nähere Informationen einzuholen.

Wickel

Wickel waren und sind immer noch ein sehr bewährtes Mittel bei Erkältungskrankheiten.

Dies genauer zu beschreiben, würde leider völlig den Rahmen dieses Ratgebers sprengen. Es gibt glücklicherweise im Internet, z.B. bei You Tube viele Informationen zur Anwendung von Wickeln.

Es seien hier nur zwei Wickel als Beispiele genannt:

Brustwickel fördern die Durchblutung bei allen Krankheiten der oberen Organe.

Wadenwickel dienen aus alter Erfahrung (nicht nur) zur Fiebersenkung.

Kapitel 3 - Ernährung und Heilpflanzen

Den größten Teil unserer Lebenskraft beziehen wir aus unserer Nahrung. Es ist also sehr wichtig, ein gutes Wissen über die Wirkung der Lebensmittel und deren Zubereitung zu haben. Das gleiche gilt für Heilpflanzen. Sie wirken wie konzentrierte Lebensmittel. Es folgt eine kurze Einführung in die Sichtweise der Erfahrungsheilkunde.

Grundsätze zur Therapie mit Lebensmitteln

Sowohl in der traditionellen asiatischen Medizin wie auch in unserer traditionellen abendländischen Medizin bestimmt man zuerst übergeordnete Eigenschaften bzw. den Wirkmechanismus eines Mittels. Erst danach schaut man, für welche Symptome es wirkt. Schauen wir uns dieses alte Wissen genauer an.

Die Temperatur von Lebensmitteln/Heilpflanzen

Lebensmittel können in verschiedenen Graden kühlend oder erwärmend wirken. Die TCM unterscheidet fünf Grade, in welcher „Temperatur" ein Lebensmittel wirkt. Entsprechend kann man Mittel wählen, die zu einem passen. Menschen, die leicht frieren, sollten eher wärmende Lebensmittel wählen und kühlende Mittel meiden. Menschen mit hohem Stoffwechsel wird schnell zu warm, hier ist es also umgekehrt.

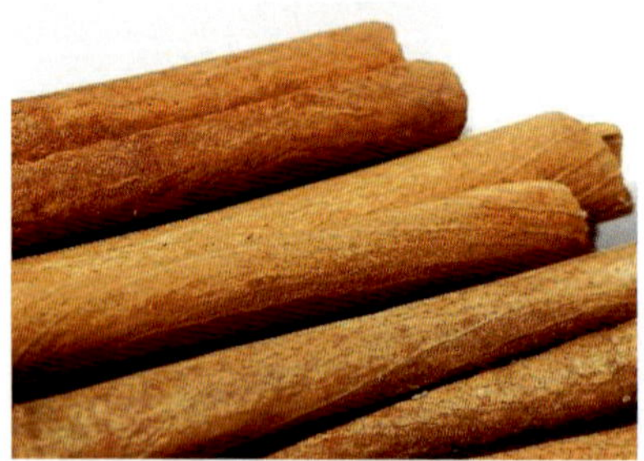

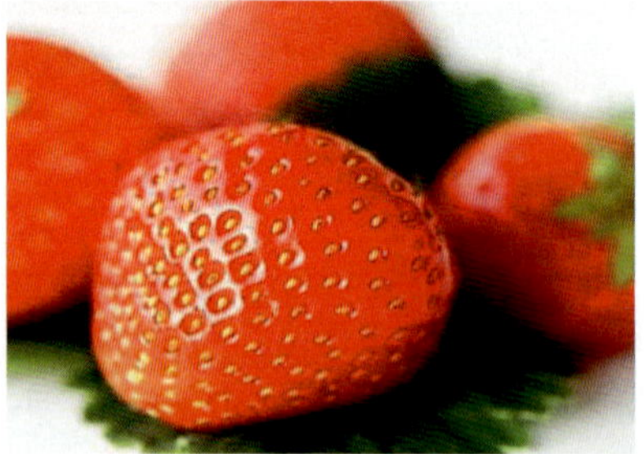

Heiss

Ingwer, Zimt, Meerrettich, Pfeffer, Chili

Warm

Hafer, Honig, Walnüsse, gekochtes Gemüse, Anis, Dill, Majoran, Vanille, Lavendel

Neutral

Reife Tomaten, Spargel, Weintrauben, Hirse

Kühl

Joghurt, Erdbeeren, Weizen, Bananen, Tofu, Südfrüchte, Kalmus, Hopfen, Beinwell, Boretsch

Kalt

Grüner Paprika, Grapefruit, Zitronen, Rhabarber, Enzian

Befeuchtende und trocknende Wirkung

Bestimmte Lebensmittel haben die Eigenschaft, entwässernd zu wirken. Dies ist dann gut, wenn man zu Einlagerungen neigt und Wasser schlecht ausscheiden kann. Entwässernde Lebensmittel sind problematisch, wenn Wasser oder allgemein Säfte im Körper schon fehlen. Das Gegenteil ist eine befeuchtende Wirkung. Diese helfen bei Trockenheit. Sie finden hierfür einige Beispiele.

Befeuchtend	Ausleitend
Saftiges Obst oder Gemüse Birnen, Bananen, Melonen, Kürbisse, Tomaten, Gurken, Hafer, Weizen, Eier, Milch, Ölsaaten, Nüsse	Hülsenfrüchte Bohnen, Linsen, Erbsen, Kichererbsen, Sojabohnen, Hirse, Mais, Kartoffeln, Kohl, Knäckebrot

Die Bedeutung der Geschmäcker

Von besonderer Bedeutung sind die Geschmäcker von Lebensmitteln. Diese geben die Richtung vor, wie ein Mittel wirkt. Zunächst folgt eine Tabelle, die die Wirkung auf die Körperwärme/Temperatur und die Körpersäfte zeigt:

	Temperatur	**Säfte**
Scharf	Heiss	Trocknend
Süß	Warm	Befeuchtend
Sauer	Kühl	Festhaltend
Bitter	Kalt	Trocknend
salzig	Kühl	Befeuchtend

Scharfe Lebensmittel bzw. Gewürze wie etwa Pfeffer oder Ingwer erhöhen den Stoffwechsel. Dadurch steigt die Körpertemperatur. Wir schwitzen auch mehr und atmen tiefer. Deshalb sind scharfe Lebensmittel wärmend und trocknend.

Süße Lebensmittel und Zucker geben neue Energie, die auch in Wärme umgewandelt wird. Zucker hält Wasser fest, wir bekommen Durst. Deshalb sind süße Lebensmittel wärmend und befeuchtend.

Saure Lebensmittel sind nach der TCM kühlend. Sie ziehen alles zusammen und schließen die Poren. Wir schwitzen weniger.
Beißen Sie mal gedanklich in eine Zitrone! So wirken saure Lebensmittel kühlend und Säfte festhaltend.

Bittere Lebensmittel wirken nach der TCM kühlend und absenkend. Bitter kalt ist ja auch der Winter. Bitterstoffe bringen die Verdauungssäfte zum Fließen. Zumindest ein Teil davon verlässt den Körper. Deshalb wirken bittere Lebensmittel kühlend und trocknend/entgiftend.

Salzige Lebensmittel und Salz haben nach der TCM eine kühlende Wirkung. Salz zieht ähnlich wie Zucker Wasser zu sich hin. Salz erhöht das Wasservolumen im Blut. So wirkt Salz kühlend und befeuchtend.

Ein praktisches Beispiel für die Bedeutung der Geschmäcker

Wenn jemand zu Übergewicht neigt und gleichzeitig eher friert, werden scharfe Lebensmittel/Gewürze hilfreich sein. Diese erhöhen den Stoffwechsel und wirken entwässernd und entgiftend.

Wenn einer zu Übergewicht neigt und gleichzeitig eher schwitzt, also zu hohen Stoffwechsel hat, werden scharfe Lebensmittel/Gewürze den Stoffwechsel und damit den Hunger noch mehr anfachen. Hier helfen bittere Lebensmittel, da diese absenkend und entgiftend wirken

Eine ausführliche Darstellung zum Thema Ernährung nach der TCM finden Sie in meinen Videos (You Tube) oder in meinen Büchern.

Sie finden eine umfangreiche Liste zur Wirkung einzelner Lebensmittel unter folgendem link
www.viavita-institut.de/downloads

Lebensmittel/Heilpflanzen bei Erkältungskrankheiten

Bevor wir uns verschiedene Ratschläge ansehen, möchte ich genauer auf die verschiedenen Stadien von Erkältungen und deren Komplikationen eingehen. Dies ist von Bedeutung bei der Therapie mit Lebensmittel und besonders mit Heilpflanzen.

Mit einem gesunden Immunsystem überstehen wir Erkältungen und Infekte am besten nur mit geringen Symptomen.

Wenn wir uns eine Erkältung eingefangen haben, ist das Ziel, die Symptome bzw. den Verlauf einer Erkältung/ Infektion möglichst leicht zu gestalten. Die verschiedenen Stadien haben verschiedene Symptome, weswegen verschiedene Therapieansätze nötig sind. Zum Beispiel darf man im Fieberstadium keine erhitzenden Mittel geben, da sonst die Hitze im Körper zunehmen könnte.

Die drei Stadien einer Erkältung/Infektion

- **Frühes Stadium**
    - Erkältungssymptome, Frieren, Schüttelfrost, Abneigung gegen Kälte und Wind
- **Abwehrstadium/ Fieberstadium/Pneumonie**
    - Die Krankheit ist tiefer eingedrungen, der Körper wehrt sich mit Fieber
    - **Pneumonie** (Lebensbedrohlicher Zustand)
- **Erholungsphase**
    - Regeneration, Vermeidung von Spätfolgen

Das Fieberstadium sowie die Pneumonie sind nicht Teil dieses Ratgebers, er gehört in die Hand von Ärzten und Kliniken.

Vorbeugende Maßnahmen

Erkältungskrankheiten und viele Infekte treffen besonders die Lunge und erreichen den Körper über die Atemwege.
Wichtig sind also besonders folgende Aspekte:

- **Stärkung des Allgemeinzustandes**
- **Stärkung des Immunsystems**

Stärkung des Allgemeinzustandes

Da Menschen sehr verschieden sind benötigen sie auch eine unterschiedliche Ernährung. Diese sollte der Veranlagung und der Lebenssituation angepasst sein, so wie dies in der TCM seit Jahrhunderten angewandt wird.
Vereinfacht dargestellt geht es um diese Leitlinien:

- Menschen die geschwächt sind benötigen, erwärmende, kräftigende Kost (TCM: Yang Mangel)
- Menschen, die einen zu hohen Stoffwechsel haben, benötigen kühlende, ausgleichende Kost (TCM: zu viel Yang)
- Menschen, die zu Trockenheit und Saftmangel neigen, benötigen befeuchtende Kost (TCM: Yin Mangel)
- Menschen, die zu Einlagerungen neigen, benötigen ausleitende, entgiftende Kost (TCM: Zu viel Yin)

Sie finden zum Thema „Ernährung nach der Traditionellen Chinesischen Medizin" viele kostenlose Informationen auf meiner Homepage sowie auf meinem You Tube Kanal.

Hier beschränke ich mich auf Lebensmittel, die sich bei Erkältungskrankheiten und einer Immunschwäche bewährt haben. Es kommt zunächst ein Überblick:

Lebensmittel, die besonders viel Kraft spenden

Schauen wir, welche einzelnen Lebensmittel die meiste Kraft spenden können. Bei pflanzlichen Mitteln kann man allgemein sagen, dass Pflanzen die den Winter überstehen, besonders viel Kraft speichern. Auch tierische Produkte spenden Kraft und Energie. Hier eine Auswahl besonders bewährter Lebensmittelgruppen sowie einige Beispiele.

Wintergemüse

Zwiebeln, Lauch, Karotten, Rüben, rote Beete, Kohl, Kartoffeln

Zwiebel und Lauch

Geschmack: Süß, scharf Energie: Warm

Säfte aufbauend, entgiftend

Die Zwiebel war stets ein besonderes Heilmittel. Sie stärkt die Lebenskraft, hilft bei Abwehr- und Verdauungsschwäche. Dabei regt sie stark den Stoffwechsel an. Sie wirkt entgiftend, regt die Leber, die Niere, den Darm zu verstärkter Tätigkeit an. Gleichzeitig hat sie viele Mineralien. Sie entschleimt und befeuchtet gleichzeitig. Haut und Haare bekommen ihren Glanz zurück.

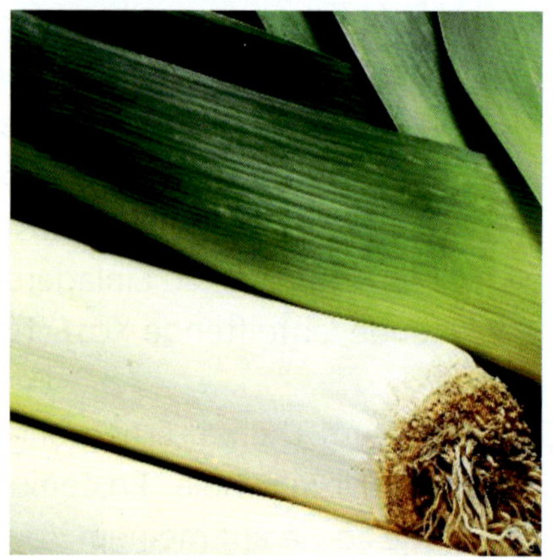

Möhren

Geschmack: Süß Energie: Neutral bis warm

Befeuchtend

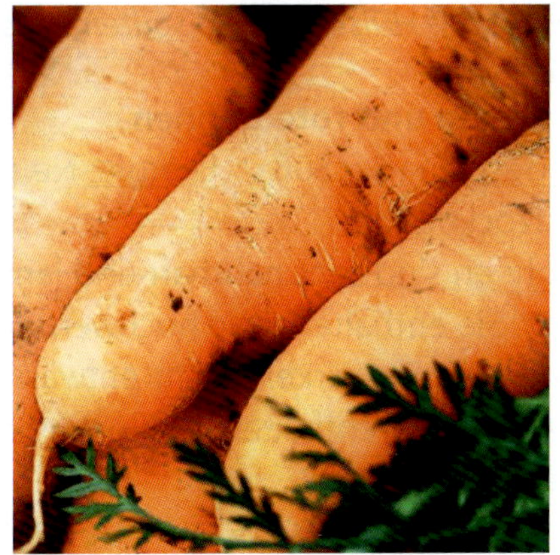

Roh genossen regen sie die Verdauungsorgane an. Gekocht sind sie ein großes Aufbaumittel. Sie enthalten sehr viele Nährstoffe, beruhigen die Blutzuckerkurve, geben Kraft und bauen Säfte und Masse auf. Für geschwächte Menschen sollten sie ein Grundnahrungsmittel sein.

Sellerie

Geschmack: Süß, bitter, etwas scharf Energie: Neutral

Säfte aufbauend, entgiftend

Sellerie ist ein hervorragendes Gemüse für den Stoffwechsel. Gekocht wirkt er wärmend und belebend und ist fester Bestandteil von Kraftbrühen. Er wirkt stark auf Leber und Niere, entgiftet und entwässert.

Saaten

Hafer, Hirse, Dinkel, Reis, Quinoa

Hafer

Geschmack: Süß Energie: Warm

Befeuchtend

Hafer war im Westen immer das Aufbaumittel der Wahl. Er kräftigt enorm, wärmt und enthält viele Eiweiße und Mineralien.
Kneipp empfahl sehr geschwächten Personen folgendes Rezept:
Ca. 250g Hafer in 2-3 Liter Wasser, ca. 2-3 Stunden kochen lassen.
Den „Saft" abseihen und über den Tag verteilt trinken.

Hülsenfrüchte

Bohnen, Erbsen, Linsen
(Hinweis! Hülsenfrüchte sollten stets eingeweicht werden!)

Weiße und rote Bohnen

<u>Geschmack:</u> Süß <u>Energie:</u> Neutral
Trocknend

Bohnen sind sehr nahrhaft und lange gekocht auch leicht verdaulich. Sie enthalten viele hochwertige Eiweiße und sind damit Kraftspender. Sie wirken leicht entwässernd. Sie trocknen nicht übermäßig und enthalten große Mengen an Mineralien und bauen Körpersäfte auf.

Ölsaaten

Walnüsse, Sonnenblumenkerne, Sesam, Mandeln

Walnüsse

<u>Geschmack:</u> Süß, leicht bitter, aromatisch <u>Energie</u>: Warm
Befeuchtend

Walnüsse sind energetisch warm. In der TCM benutzt man sie als Potenzmittel. Sie stärken das Gehirn und die Nerven. Da sie aromatisch und leicht bitter sind, bringen sie den Fettstoffwechsel und die Leber in Gang. Ihr hoher Fettgehalt stabilisiert das Yin.

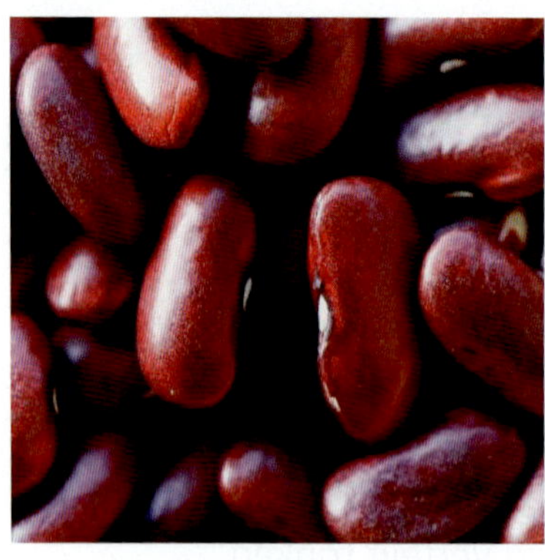

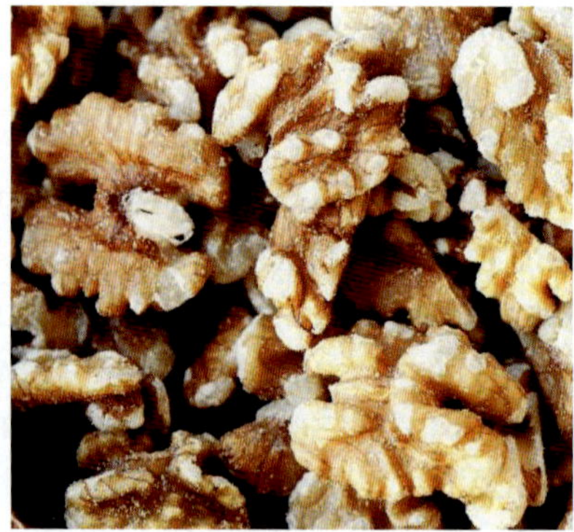

Tierische Produkte

Rindfleisch, Huhn, heller Fisch, Eier

Huhn

Geschmack: Süß   Energie: Warm

Befeuchtend

Geflügel, insbesondere das Huhn ist ein leicht verdauliches und Kräfte aufbauendes Fleisch. Es ist eines der wichtigsten Mittel, um geschwächte Menschen wieder auf die Beine zu bringen. Nach Geburten oder nach schweren Krankheiten sollte man zusammen mit Zwiebeln daraus Kraftbrühen bereiten. Menschen mit empfindlichen, dünnen Schleimhäuten sollten mit der Menge vorsichtig sein, bzw. sollte die Suppe nicht zu konzentriert sein, da die dünne Haut sonst überfordert ist. Ansonsten baut Huhn auch das Yin auf.

Ei

Geschmack: Süß   Energie: Neutral

Befeuchtend, Masse aufbauend

Eier sind klassische Aufbaumittel. Die französische Zwiebelsuppe enthält ein untergerührtes Ei, welches sehr kräftigend ist. Eier bauen Kraft und Saft auf. Da besonders das Eigelb sehr fettig ist, muss man bei Einlagerungen etwas aufpassen. Da das Ei ein Konzentrat ist, sollte es nicht in übertriebener Menge gegessen werden.

Sie finden eine Übersicht wichtiger Lebensmittel am Ende dieses Kapitels. Eine ausführlichere Beschreibung finden Sie als kostenlosen Download auf meiner Homepage

Zubereitung

Man sollte von unseren Vorfahren lernen: Geschwächten Menschen gab man stets Kraftsuppen oder Brühen. Die oben genannten Lebensmittel sollten dabei lange gekocht werden (siehe Rezepte am Ende des Kapitels).

Natürlich benötigen wir auch rohe Lebensmittel um an unsere Vitamine zu gelangen. Dies sind allerdings keine „Kraftmittel", da diese meist kühlend und nicht wärmend wirken. Am besten isst man erst die Suppe und danach den Salat! Wer friert, sollte reife, süße Obstsorten wählen, da diese leichter verdaulich sind.
Gut sind frische Lebensmittel, etwa Äpfel, Birnen, reife Orangen oder leichte Salate.

Praktische Ratschläge für den Tagesablauf

Warmes Frühstück

In weiten Teilen Asiens gehört dieses bis heute zum Alltag. Bis vor ca. 100 Jahren war ein warmes Frühstück auch in Europa die Normalität. Die schwer arbeitende Bevölkerung bekam zum Beispiel Brotsuppe mit Milch, Ei, und Hülsenfrüchten.
Ein warmes Frühstück gibt den optimalen Start in den Tag. Versuchen Sie es, Sie werden begeistert sein! (Rezepte siehe unten)

Kraftbrühen

Kraftsuppen eignen sich zum Beispiel als Suppe zum Mittagessen oder als Hauptmahlzeit.
Dies sind lange gekochte Suppen mit energetischen Lebensmitteln (siehe oben). Sie werden danach die Vitamine, den Salat viel besser verarbeiten können.

Leichtes Abendessen

Nachts arbeitet die Leber. Sie entfaltet hier ihre entgiftende Wirkung. Der Darm, der Magen, die Bauchspeicheldrüse benötigen hingegen nachts eine Erholungsphase.

Wenn wir abends (zu viel) essen, fließt das Blut nicht in die Leber, wo es hingehört. Die Leber kann dann ihrer entgiftenden Funktion nicht nachkommen. Es fließt in die dann schwer arbeitenden Verdauungsorgane, die eigentlich Ruhe bräuchten. Die Leber kann ihrer entgiftenden Funktion nicht nachkommen. Wir schwächen dadurch auch unser Immunsystem.

Der Dickdarm gehört zu den wichtigsten Organen des Immunsystems. Um seine Funktion erfüllen zu können, sollte er Nachts nicht zu sehr gefüllt sein.

Stärkung des Immunsystems

Wir besitzen in unserem Organismus verschiedene Organe, die sich besonders mit Erkältungen und Infekten auseinandersetzen müssen. Die **Lunge** und die **Atemwege,** der **Dickdarm**, die **Haut**, sowie **das lymphatische System** stehen in unmittelbarer Beziehung zum Immunsystem. Sie liegen direkt an der Oberfläche des Körpers und bilden eine Abwehr gegen schädliche Einflüsse, die von außen kommen. (In der TCM spricht man vom Metallelement)
Die Ratschläge hierfür überschneiden sich mit dem frühen Stadium von Erkältungskrankheiten. Deswegen schauen wir uns zunächst dieses Stadium an:

Frühes Stadium der Erkältung/Infektion

Hier stehen Erkältungssymptome im Vordergrund. Man friert, hat evtl. Schüttelfrost, Husten, Auswurf, aber meist kein oder kaum Fieber.

In diesem Stadium ist es noch recht einfach möglich, die Erkältung erfolgreich wieder loszuwerden. Dies ist auch sehr wichtig, denn die tieferen Stadien sind sehr viel bedrohlicher.

Durchblutungsfördernde Maßnahmen, die die Oberfläche wärmen und schützen

Eine warme Oberfläche, ein gut durchwärmter Körper kann sich viel besser wehren. Kalte Füße schwächen die äußere Abwehrschicht! Wird man richtig warm, vertreibt dies die Kälte.

Hierfür benötigen wir **scharfe, warme Heilmittel**, da diese die Durchblutung fördern, die Kapillargefäße öffnen und damit Oberfläche fluten. So kann das Immunsystem sich viel besser wehren. Die Erkältung kann nicht so leicht tiefer eindringen.
Hier versucht man, die Kapillargefäße der Oberfläche stark zu durchbluten, also auch zu wärmen. So kann die Erkältung nicht tiefer eindringen, das Immunsystem läuft auf Hochtouren.

Lebensmittel: Zwiebeln, Knoblauch, Fenchel, Sellerie, Rettich
Heilpflanzen: Thymian, Pfeffer, frischer Ingwer, Chili, Zimt, Lindenblüten, Meerrettich, Senf, heißer Holundersaft.

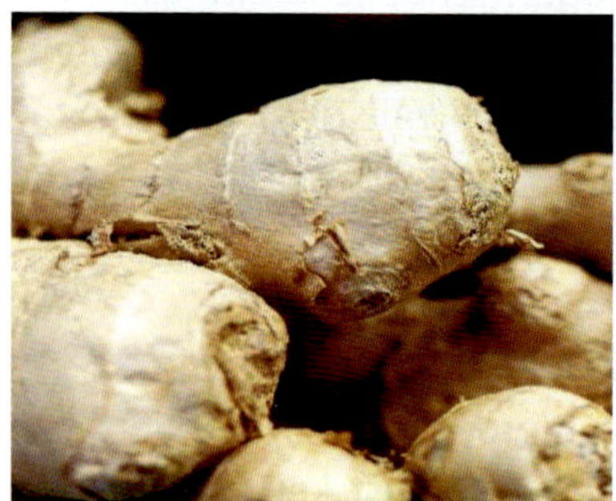

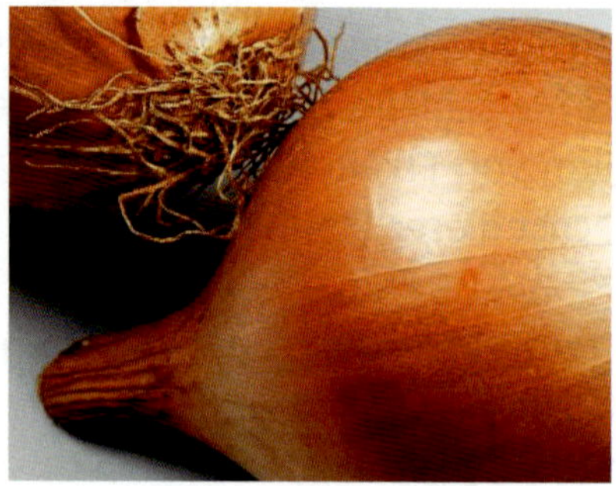

Einige praktische Beispiele:

Eine kleine Knolle **frischen Ingwer** von der groben Schale befreien, sehr klein würfeln, eine Stange **Zimt,** ein Esslöffel **Süßholz** oder einen Teelöffel **Honig**. Diese Zutaten in eine Thermoskanne geben, mit kochendem Wasser auffüllen, eine Stunde ziehen lassen, dann schluckweise trinken.

Einen Esslöffel **Thymian,** einen Esslöffel **Lindenblüten** und einen Teelöffel Honig in eine Thermoskanne geben, mit kochendem Wasser auffüllen, 30 Minuten ziehen lassen und schluckweise trinken.

Ansonsten kann man die Heilpflanzen zusätzlich als Gewürz für die Speisen verwenden oder auch als Tee trinken. Versuchen Sie mal Meerrettich oder sehr scharfen Senf am Schluss in Ihr Gericht zu geben! Die Dosis sollte entsprechend so stark sein, dass ihnen warm wird!!

Ratschläge für den Dickdarm:

Verstopfung belastet den Dickdarm in besonderer Weise und damit auch das Immunsystem. Vermeiden Sie Verstopfung durch eine ballaststoffreiche Kost.

Auch ein schonender Einlauf kann sehr heilsam sein. Das Lymphsystem wird dadurch gereinigt und die Abwehrkraft unterstützt. Bitte verwenden Sie hierfür keine harten, stark abführenden Mittel, die Ihre Kräfte nur schwächen würden!

Hier ein praktischer Ratschlag:

Weichen Sie eine Hand voll **Mandeln** über Nacht ein. Essen Sie diese am Tag danach. Diese schmecken superlecker und werden Ihre Verdauung in Schwung bringen und gleichzeitig die Schleimhaut unterstützen! Selbst bei Durchfall hilft diese „Diät".

Milchsaure Produkte:
Milchsaure Produkte wie Joghurt, Kefir oder auch Sauerkraut unterstützen die Darmflora. Die Milchsäure säubert den Darm. Milchsäurebakterien schaffen ein gesundes Darmmilieu.
Mit speziellen, probiotisch wirkenden Nahrungsergänzungsmitteln (z.B. mit lebenden Darmbakterien) unterstützen Sie zusätzlich Ihre Darmflora. Ihr Reformhaus wird Sie sicher gerne beraten.

Auch ein schonender Einlauf kann sehr heilsam sein. Das Lymphsystem wird dadurch gereinigt und unterstützt damit die Abwehrkräfte. Bitte verwenden Sie hierfür keine starken, harten abführenden Mittel, die die Kräfte nur schwächen würden!

Schonkost ist im Frühstadium von Erkältungen angesagt! Eine Erkältung ist sehr anstrengend für den Körper. Wer diese Warnsymptome unterschätzt, riskiert einen deutlich schwereren Verlauf!

Die Schleimhäute unterstützen, kranken Schleim auswerfen
Es ist sehr wichtig, die Schleimhaut aufzubauen, „gesunden Schleim" zu produzieren, damit die Atemwege den „kranken" Schleim abtransportieren können. So bessert sich unter anderem ein trockener Reizhusten.
Hier geht es darum, „gesunden Schleim" zu produzieren, um den Körper zu schützen und um die Erreger zu binden.
Ein trockener Reizhusten ist bei vielen Infekten der Atemwege ein Leitsymptom. Dies zeigt, dass die gesunde Schleimbildung sowie der Abtransport nur eingeschränkt funktionieren.
Scharfe Mittel wirken trocknend und können dazu führen, dass der Schleim zu sehr eindickt. Dies würde dazu führen, dass der Schleim nicht abgehustet werden kann.

Deshalb benötigen wir hier zusätzlich schleimhaltige, aufbauende Mittel, die die gesunde Schleimproduktion unterstützen. Diese sind geschmacklich meist leicht süßlich. Zusammen mit den scharfen Mitteln „befreien" wir die Lunge.

Mittel die die Schleimhaut „befeuchten":

Lebensmittel: Birnen, Bananen, Feigen, Melonen, Kürbisse, Hafer, Reis, Möhren, Avocados, Sesam, Leinöl, Olivenöl, Honig, Butter, Eier

Heilpflanzen: Eibischwurzel, Spitzwegerich, Süßholz, Lungenkraut, Misteln, Huflattich, Efeu, Ringelblume, Königskerze, sowie viele andere schleimhaltige Heilpflanzen

Kranken Schleim nach außen befördern

Die Schleimhaut muss die krankmachenden Bestandteile, den überschüssigen Schleim so schnell wie möglich loswerden, das heißt hier, auszuwerfen.

Die meist süßen Mittel, die den Schleim aufbauenden, kombiniert man nun mit den scharfen, bewegenden Mitteln.

- Gäbe man nur schleimende Mittel, würde dieser nicht abtransportiert werden können.
- Gäbe man nur bewegende, scharfe Mittel, würde der Schleim eintrocknen und verkleben.

Praktische Beispiele:

Man kombiniert Thymian mit Süßholz (je ein Esslöffel pro Tag in eine Thermoskanne).

Man kombiniert frischen Ingwer mit Spitzwegerich und/oder Eibischwurzel.

Man kombiniert Pfeffer oder Meerrettich mit Honig.

Wichtig!

Je trockener der Husten/die Schleimhaut ist, desto mehr befeuchtende Mittel sollte geben.

Wenn der Schleim sich nicht löst sollte man mehr scharfe Mittel geben.

Der Unterschied zwischen vorbeugenden Maßnahmen und dem ersten Stadium:

Der entscheidende Unterschied ist **die Dosierung** der gleichen Heilmittel. Das Prinzip ist klar und einfach:

Solange man friert erhöht man die Dosis, bis die Oberfläche warm wird. Die TCM verordnet durchaus eine größere Dosis der genannten Mittel als dies bei uns bekannt ist.

Ein praktisches Beispiel:

Beginnen Sie mit einer Stange Zimt auf einen halben Liter kochendes Wasser (in der Thermoskanne). Lassen Sie diesen Tee eine Stunde ziehen und trinken Sie diesen Tee über den Tag verteilt. Nun erhöhen Sie die Dosis aufsteigend auf bis zu drei Stangen Zimt pro halben Liter.

Vorsicht: Diese hohe Dosierung gilt nur für einen akuten Zustand! Sie dient NICHT der Vorbeugung!

Am Ende dieses Kapitels finden Sie einige bewährte und wohlschmeckende Rezepte.

Abwehrstadium/Fieberstadium/Pneumonie

Ist die Krankheit tiefer eingedrungen, wehrt sich der Körper mit Fieber, Hitze, manchmal noch begleitet von Schüttelfrost und Gliederschmerzen. Erreger/Viren entfalten ihre aggressive Tätigkeit. Komplikationen können eine schnelle Verschlechterung verursachen.

Natürlich gehören solche Krankheitsverläufe in die Hände der Ärzte! Es ist ein sehr bedrohlicher Zustand.

Weder die Diagnose noch die Therapie dieses Stadiums sind Bestandteil dieses Ratgebers. Die Diagnose und Therapie gehören in Hand eines Arztes oder einer Klinik.

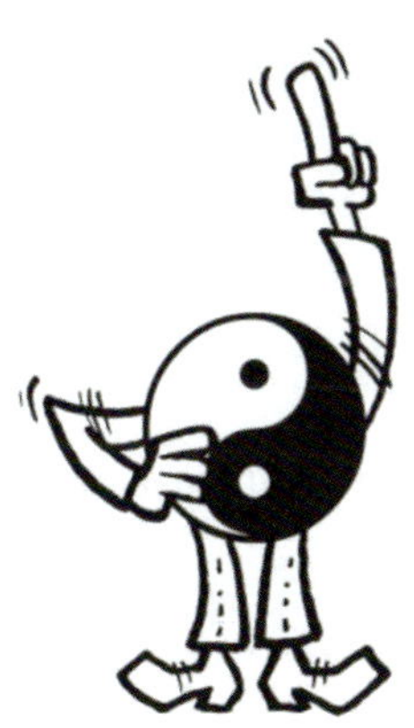

Erholungsphase

Es gibt leichte Verläufe von Erkältungskrankheiten, bei denen lediglich Ruhe und Vernunft die entscheidende Rolle spielen. Schwerere Verläufe verursachen eine starke Erschöpfung mit einer langen Erholungsphase. Bei sehr schweren Verläufen kann es zu Schädigungen der Lunge und anderer Organe kommen.

Symptome nach einer Erkältungskrankheit

- *Vergiftungserscheinungen/Verdauungsstörungen*
- *Erschöpfung*
    - *Schwäche und Frieren (Yang/Qi Mangel)*
    - *Substanzverlust und Trockenheit (Yin Mangel)*

Vergiftungserscheinungen/Verdauungsstörungen

Durch die Tätigkeit der Erreger und den Kampf des Körpers gegen diese Erreger entstehen viele Giftstoffe im Körper. Auch das Fieber sowie veränderte Lebensgewohnheiten während der Krankheit führen zu einer Belastung mit Schlackenstoffen.
Folgende Symptome können sich hier zeigen:
Appetitlosigkeit, Völlegefühl, Übelkeit, Schweregefühl, Kopfschmerzen, Verspannungen.
Es folgen einige Mittel, die sich hier bewährt haben.

Heilpflanzen

Mittel für die Leber

Löwenzahnwurzel, Enzianwurzel, Angelikawurzel, Tausendgüldenkraut

Diese Mittel sind sehr bitter. Sie regen die entgiftende Funktion der Leber stark an. Sie wirken auch entwässernd und wirken damit stark entgiftend.

Ein Beispiel:
Übergießen Sie einen Teelöffel Löwenzahnwurzeln in einer größeren Tasse mit kochendem Wasser. Lassen Sie den Tee ca. 10 Minuten ziehen. Sie können Heilpflanzen auch kombinieren.

Mildere Mittel:
Schafgarbe, Spitzwegerich, Kamille, Ringelblume
Diese Mittel sind nur leicht bitter, aber auch süßlich. Sie wirken ähnlich wie die oben genannten Heilpflanzen. Sie sind aber nicht so aufdringlich im Geschmack und wirken milder. Da diese auch süße Anteile haben, wirken sie auch beruhigend auf die Nerven und die erschöpften Schleimhäute.

Ein weiteres Beispiel:
Übergießen Sie in einer größeren Tasse einen Esslöffel Schafgarbe mit kochendem Wasser. Lassen Sie den Tee 5-10 Minuten ziehen.

Lebensmittel
Es gibt eine Reihe von Lebensmitteln, die die Entgiftung anregen. Viele dieser Mittel sind leicht bitter. Bei einer starken Erschöpfung empfiehlt es sich, die Lebensmittel nicht roh zu essen, sondern zu kochen. Hier einige Beispiele:
Sellerie, Chicorée Kohlsorten, Sauerkraut, Spargel, Artischocken, Oliven, Rettich, Äpfel, Birnen, Ananas, Holunder

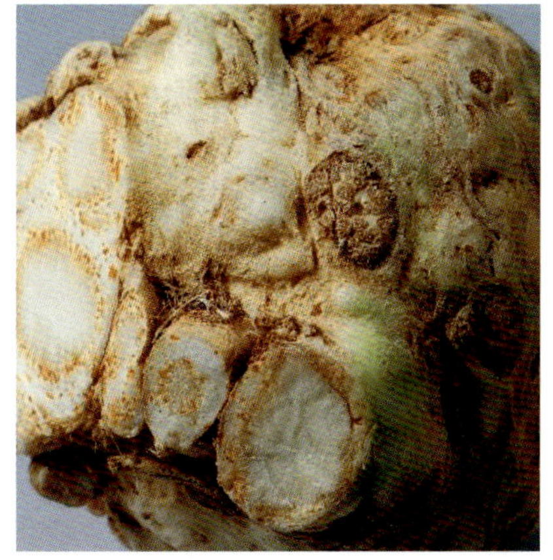

Sie können solche Lebensmittel in Ihre Ernährung einbauen oder als Kur für einige Tage verwenden.

Erschöpfung

Längere und schwere Verläufe von Erkältungskrankheiten und Infekten erschöpfen den Organismus nachhaltig. In der TCM unterscheidet man zwei große Aspekte, bzw. vier „Grundsubstanzen":

Körperkraft** und **Körperwärme
entsprechen dem Yang
Körperflüssigkeiten** und **Substanz/Masse
entsprechen dem Yin

Erschöpfung der Körperkraft/Wärme (Yang Mangel)

Die Ratschläge, die bereits weiter oben der Vorbeugung dienten, entsprechen weitgehend denen, die man bei der Erholungsphase benötigt. Es leiden ja die gleichen Organe. Wichtig sind aufbauende, kräftigende Lebensmittel. Je geschwächter der Organismus ist, desto leichter verdaulich sollte die Krankenkost sein. Hier noch einmal eine Zusammenfassung der wichtigsten Aspekte:

Allgemeiner Aufbau von Kraft und Spannung

- Kräftige Lebensmittel
- Lange gekochte Kraftbrühen
- Ein warmes Frühstück
- Ein leichtes Abendessen
- Reifes Obst

Erschöpfung der Körpersäfte und der Substanz (Yin Mangel)

Insbesondere durch das Fieber verliert man sehr viele wertvolle Körperflüssigkeiten. Man verliert ja nicht nur Wasser. Zusätzlich leiden die Schleimhäute, Sie werden sehr stark beansprucht. Der Aufbau von gesunden Körpersäften sowie die Regeneration der Schleimhäute sind von großer Bedeutung. Auch hierfür gab es weiter oben bereits wichtige Ratschläge.
Für den Aufbau „verlorener" Substanz und Säfte gibt es einige sehr bewährte Mittel:

Obstkompotte

Versuchen Sie Kompotte aus Birnen, Äpfeln, Melonen, Mangos, Bananen, am besten scharf gewürzt mit Zimt und Ingwer.
Solche Kompotte befeuchten sehr stark die Organe, reinigen den Darm und unterstützen die Entgiftung.

Gekochtes Gemüse/Gemüsebreie

Hier sind besonders Möhren, Melonen, Kürbisse, rote Beete, Tomaten geeignet. Gemüse ist nahrhafter als Obst und man kann es als Kur einige Zeit als Hauptzutat zu Mahlzeiten verwenden.

Schleimende Lebensmittel/Heilpflanzen

Diese unterstützen den Wiederaufbau der stark beanspruchten Schleimhaut:
Hafer, Reis, Bananen, Avocados, Sesam, Eier, Fisch, Fleisch.

Man kann als Getränk auch verdünnte Hafermilch oder Reismilch einführen. Dies hilft bei der Regeneration der Schleimhaut.

Es folgt eine Übersicht über die Wirkweise der Lebensmittel. Dies soll die praktische Anwendung erleichtern.

Wärmende, kräftigende Lebensmittel

Getreide

Alle Getreidesorten bauen Kraft auf.
Hafer ist sehr warm, ansonsten sind leicht wärmend
Dinkel, Hirse, Reis, Quinoa, Amaranth, Buchweizen, Mais

Hülsenfrüchte

Gekocht wirken Hülsenfrüchte kräftigend/leicht wärmend.
Rote Linsen, rote Bohnen, Kichererbsen

Ölsaaten, Nüsse

Nüsse sind „Kraftpakete" und wirken meist wärmend.
Walnüsse, Cashewkerne, Haselnuss, Kürbiskerne, Mandeln

Gemüse

Nur wenige (rohe) Gemüsesorten sind wirklich wärmend.
Zwiebeln, Lauch, Knoblauch, Rettich, Sellerie, Fenchel
Gekochtes Wintergemüse wirkt kräftigend/wärmend.
Kohlsorten, Rüben, Möhren, Knollen, rote Beete, Kartoffeln

Obst

Gekochtes Obst ist eher von der Temperatur her neutral und leicht verdaulich.
Äpfel, Birnen, Kirschen, Dattel, Feigen

Tierische Produkte

Gekocht sind tierische Produkte meistens wärmend.
Rind, Hammel, helles Fleisch wie Huhn, heller Fisch

Gewürze

Je schärfer Gewürze sind, desto „heißer" sind diese.
Ingwer, Zimt, Chili, Pfeffer, Meerrettich, scharfer Senf

Kühlende Lebensmittel

Getreide:
Gerste, Weizen, Roggen

Hülsenfrüchte
Sojabohnen, Erbsen

Ölsaaten, Nüsse
Oliven, Kokosnuss, Sonnenblumenkerne

Gemüse
Rohes Gemüse und Salate wirken meist kühlend.
Grüne Paprika, Chicoree, grüne Salate, Gurken, Algen
Gekochtes „Sommergemüse" ist meist energetisch neutral.
Pilze, Auberginen, Zucchini, Tomaten, rote Paprika

Obst
Rohes Obst ist eher kühlend, besonders die sauren, grünen und harten Sorten.
Ananas, grüne Bananen, Grapefruit, Orangen, Mangos, Wassermelonen, Zitronen

Tierische Produkte
Nur wenige tierische Produkte sind kühlend.
Vergorene Milchprodukte, Joghurt, Kefir

Gewürze
Bittere und saure Gewürze können kühlend wirken.
Zitronenmelisse, Pfefferminze, Salbei, Salz, Basilikum

Trocknende Lebensmittel

Getreide:

Hirse, Mais, Amaranth

Hülsenfrüchte

Alle Hülsenfrüchte wirken entwässernd.

Bohnen, Linsen, Kichererbsen

Ölsaaten, Nüsse

Ölsaaten wirken generell befeuchtend.

Gemüse

Gemüse enthält meist viel Wasser, weswegen die Zellen hier eher „gespült" werden. Dadurch wirkt Gemüse entgiftend aber nicht sehr trocknend.

Kartoffeln, Spargel, Sellerie, Kohl, Chiccoree, Sauerkraut

Obst

Da Obst meist viel Wasser enthält, wirken diese eher regulierend. Leicht Wasser ausleitend wirken:

Ananas, Grapefruit, Äpfel, Birnen, Orangen

Tierische Produkte

Tierische Produkte sind sehr konzentrierte Lebensmittel mit hohem Eiweiß und Fettanteil. Sie wirken nicht entgiftend, sondern befeuchtend und im Übermaß verschleimend.

Gewürze

Die meisten Gewürze regen die Verdauungsdrüsen an und wirken ausleitend.

Bohnenkraut, Curcuma, Ingwer, Kardamom, Kümmel, Muskat, Pfeffer, Thymian

Befeuchtende Lebensmittel

Getreide:
Hafer, Reis, Weizen, Gerste, Dinkel

Hülsenfrüchte
Diese wirken nicht befeuchtend sondern entwässernd. Da sie viele Eiweiße enthalten, stabilisieren sie Körperstrukturen.

Ölsaaten, Nüsse
Alle Ölsaaten wirken befeuchtend.
Oliven, Kokosnüsse, Mohn, Sesam, Mandeln, Sonnenblumenkerne

Gemüse
Je wasserhaltiger und süßer Gemüsesorten sind, desto stärker wirken sie befeuchtend.
Kürbisse, Tomaten, Gurken, Zucchini, Auberginen, Avocados, Möhren, Pilze

Obst
Je wasserhaltiger und süßer Obstsorte sind, desto stärker wirken sie befeuchtend.
Kirschen, reife Bananen, Birnen, Datteln, Feigen, Pfirsiche, Beeren, Melonen, Weintrauben

Tierische Produkte
Alle tierischen Produkte wirken befeuchtend.
Milchprodukte, Eier, Schwein, fettiges Fleisch und fettiger Fisch

Gewürze
Gewürze dienen der besseren Verdauung. Nur sehr süße Gewürze und Salz wirken befeuchtend.

Abschließend gibt es noch einige Rezepte für den Tagesablauf.

Frühstück

Wichtig ist ein kräftiges, warmes Frühstück. Es soll leicht verdaulich sein und kräftigende Lebensmittel enthalten.

Eine schnelle Lösung:
Porridge hat als Grundlage Haferflocken. Es gibt heute viele fertige Porridgegerichte zu kaufen, die schnell zubereitet sind.

Es braucht wenig Zeit und hat großen Effekt, morgens das Frühstück zu kochen. Hier zwei schnelle Gerichte mit Variationen:

Warmes Frühstück

Süßer Hirsetraum mit Walnüssen
Zutaten: 1 Person

30 g Hirse, 230 ml Wasser, 2 EL Walnüsse, 1 EL Rosinen, Honig, Zimt, Ingwer, eine kleine Prise Salz, etwas Butter

Zubereitung:
Hirse in Wasser 25 min kochen, Walnüsse und Rosinen ca. 5 min vor Ende der Garzeit einheben, mit Honig, Butter und Gewürzen abschmecken.

Variationen:
Sie können statt Wasser auch Reis- oder Hafermilch nehmen. Achtung: Hirse und andere Saaten benötigen je nach Größe oder Körnung unterschiedlich lange, bis sie gar sind. Kleinkörnige Hirse benötigt ca. 15 Minuten, größere Sorten entsprechend länger.
Man kann die Zutaten nach Belieben variieren.

Statt Hirse....	Statt Rosinen...	Statt Butter....	Statt Walnüssen	Zimt....
Hafer, Quinoa, Amarant, Reis, Dinkel	(Getrocknete) Äpfel, Kirschen, Bananen, Pfirsiche	Olivenöl, Sahne, Sesamöl, Sojaöl, Walnussöl	Nüsse, Mandeln, Cashewkerne, angeröstet	Anis, Fenchel, Kardamom, Muskat, Vanille

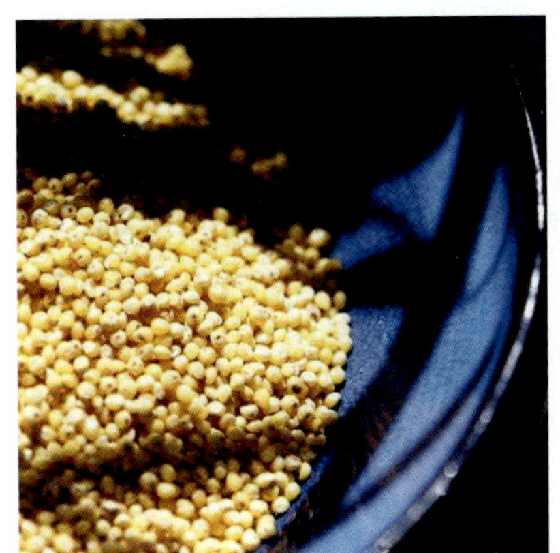

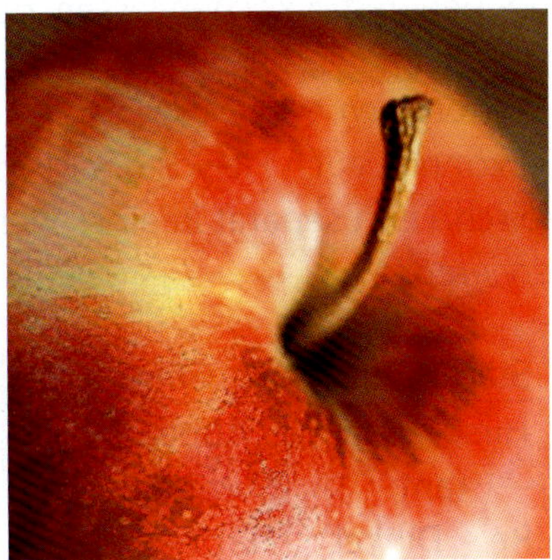

Schneller Bulgur, herzhaft mit Zwiebeln, Pilzen und Oliven

Zutaten: 1 Person:

30 g Bulgur, 200ml Wasser, 100 g Zwiebeln, 70g Pilze, 6 Oliven, Butter, Salz, Pfeffer, 1 TL Gemüsebrühe, Schnittlauch, 1 EL Creme fraiche

Zubereitung:

Bulgur mit Wasser und Gemüsebrühe zum Kochen bringen, Zwiebeln, Pilze und Oliven kleinschneiden und die übrigen Zutaten zugeben, fertig kochen lassen, genießen!!

Variationen:

Sie können auch Fleisch oder Fisch dazugeben. Am besten Fleisch/Fisch separat in einer Pfanne leicht anbraten und dazu servieren.

Statt Bulgur	Gemüse	Fette/Öle	Gewürze
Hirse, Amarant, Reis, Dinkel, Quinoa	Auberginen, Pilze, Bohnen, Erbsen, Brokkoli	Olivenöl, Sahne, saure Sahne	Salz, Pfeffer, Meerrettich, Brühe, Schnittlauch

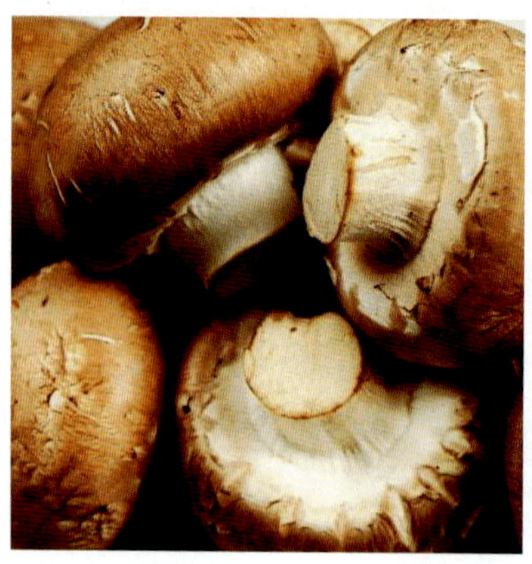

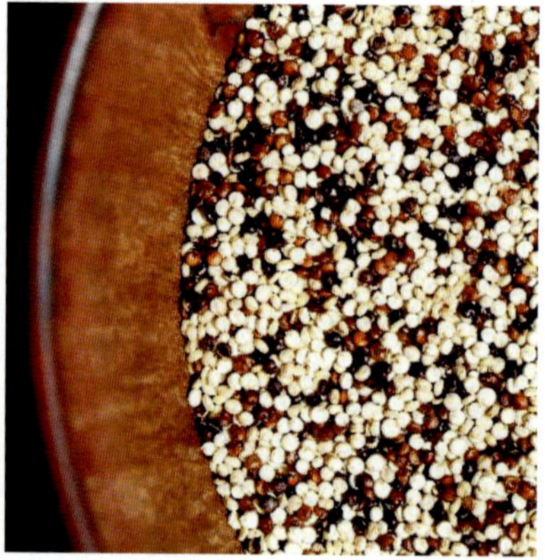

Mittagessen

Mittags ist eine Suppe oder Kraftbrühe als Vor- oder Hauptspeise sehr sinnvoll.

Es gibt hierfür zahllose Rezepte. Verwenden Sie kräftigende Lebensmittel und verwenden Sie anregende Gewürze.

Französische Zwiebelsuppe

Zutaten für 2 Personen

400g Zwiebeln, 20g Butter, 3EL Olivenöl, 1EL Mehl, Salz und Pfeffer, 0,5 Liter Gemüsebrühe, 150 ml Weißwein, 2 dicke Scheiben Baguette, 3EL Hartkäse, gerieben

Zwiebeln in Ringe oder in grobe Stücke schneiden, Olivenöl in Topf erhitzen, die Zwiebeln darin anbraten, mit Mehl, Salz und Pfeffer vermengen, die Brühe und den Wein langsam unterfügen, ca. 10-15 Minuten leicht kochen lassen.
Die Baguettescheiben entweder toasten oder in Butter in einer Pfanne knusprig anbräunen,
die Suppe in Suppenschalen geben, Baguette darauflegen, mit dem Köse und evtl. weitere Gewürze bestreuen, in den vorgeheizten Backofen geben bis der Käse braun angebacken ist.

Variationen:

Wenn es schnell gehen soll, können Sie die Prozedur deutlich abkürzen. Kochen Sie die Zutaten mit den Zwiebeln und bestücken Sie die Suppe mit Croutons, fertig!
Sie können auch Hühnerbrühe oder Fischsuppe versuchen, seien Sie kreativ, auch wenn nicht sofort jeder Versuch gelingt.

Kraftbrühe

Rindfleischbrühe mit Karotten und Grünkern

Zutaten für 2 Personen:

Eine kleine Beinscheibe, 100 g Zwiebeln, Suppengrün (Sellerie, Möhren, Petersilie), 1 Lorbeerblatt, Salz, Pfeffer, 100 g Möhren, 40g Grünkern, frischer Schnittlauch

Zubereitung:

Die Beinscheibe waschen, zusammen mit den Zwiebeln und dem Suppengrün und dem Lorbeer in einem größeren Topf mit Wasser bedecken und ca. 2 Stunden köcheln lassen. Danach die Beinscheibe herausholen und nur die Bestandteile davon zurück in die Suppe geben, die man gerne essen möchte. Je nachdem, wie dick die Suppe sein soll, mit Wasser auffüllen. Die geschnittenen Karotten und den Grünkern hineingeben und ca. 20 Minuten nochmals köcheln lassen, mit Salz und Pfeffer würzen, mit dem geschnittenen Schnittlauch garnieren und servieren. Guten Appetit!

Variationen:

Sie können auch ein Suppenhuhn oder einen Teil davon nehmen. Bitte nehmen Sie keine zu große Menge Fleisch! Auch andere Sorten Fleisch oder Fisch sind geeignet. Versuchen Sie auch mal Getreide mit zu kochen. Günstig sind Hafer, Hirse, Dinkel oder Reis. Auch Hülsenfrüchte wie Bohnen oder Erbsen schmecken darin sehr lecker. Denken Sie daran, Hülsenfrüchte wenigstens über Nacht einzuweichen.

Wenn Sie auf Fleisch verzichten möchten, sollten Sie statt Fleisch vermehrt Hülsenfrüchte, Wurzelgemüse und Körner wie Hafer oder Reis verwenden. Sie benötigen dann auch etwas mehr Fett (Butter), da Hülsenfrüchte eher trocknen.
Vegetarier, die leicht frieren, sollten versuchen, sich konsequent warm zu ernähren und nur wenig Rohkost zu essen.

Hier ein paar Vorschläge zum variieren:

Beinscheibe	**Zwiebeln**	**Sellerie**	**Frisches Gemüse**	**Gewürze**
Geflügel, Kalb, Hammel, Wild, Fisch	Lauch, Knoblauch	Fenchel, Kohl, Kartoffeln, Rettich	Zucchini, Pilze, Spargel, Blumenkohl, Brokkoli	Nelken, Meerrettich, Senf, Kümmel, Ingwer

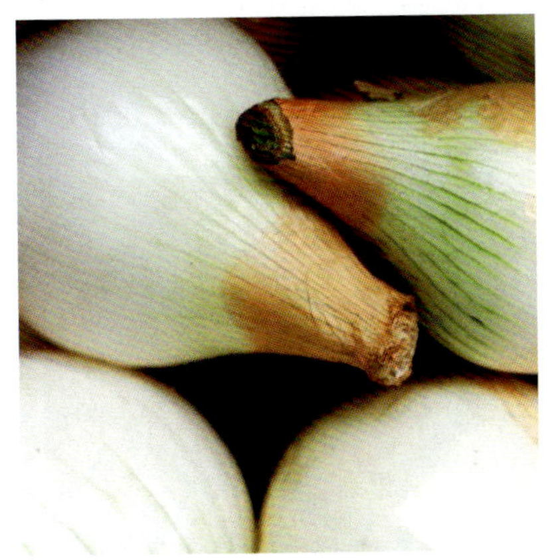

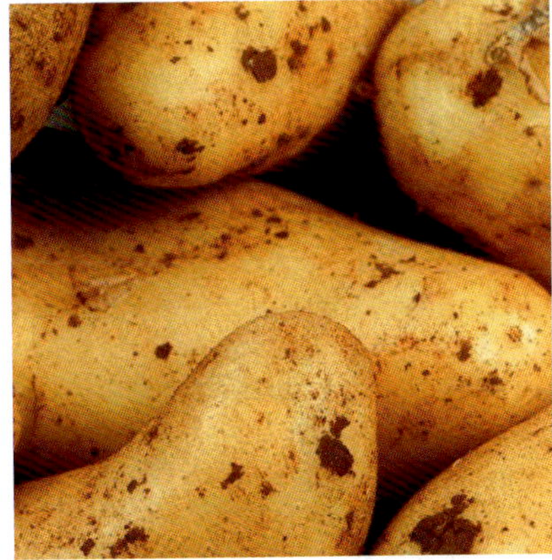

Nachspeisen

Diese sind (nicht nur) für die Seele wichtig! Wenn man sehr geschwächt ist, kann man diese warm, würzig, mit eher wenig Fett und Zucker genießen. Hier ein variabler, leckerer Vorschlag:

Birnenkompott mit Zimt, Honig und Sonnenblumenkernen

Zutaten 1 Person:

1 große Birne oder fertiges Kompott, Zimt, Nüsse, Honig

Birne in Stücke schneiden, 5-10 min kochen, mit Zimt und Honig würzen, mit (angerösteten) Kernen überstreuen.

Variationen:

Birnen	Zimt	Kerne	Honig
Birnen, Pfirsiche, Kirschen, Aprikosen	Vanille, Anis, Kardamon, Muskat, Ingwer	Walnüsse, Sesam, Kürbiskerne, Cashewkerne	Ahornsirup, Agavensaft, Rübensirup

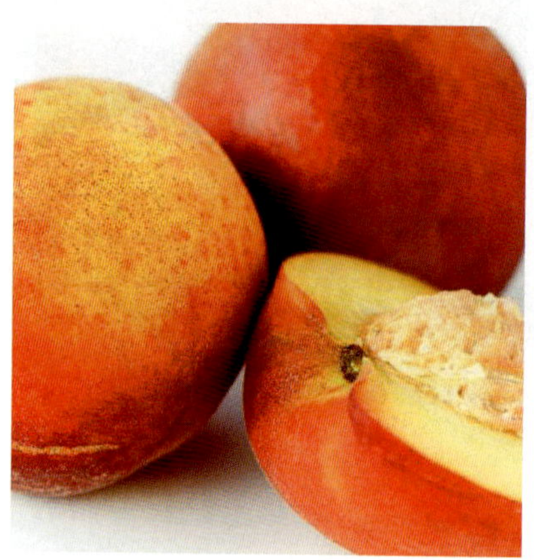

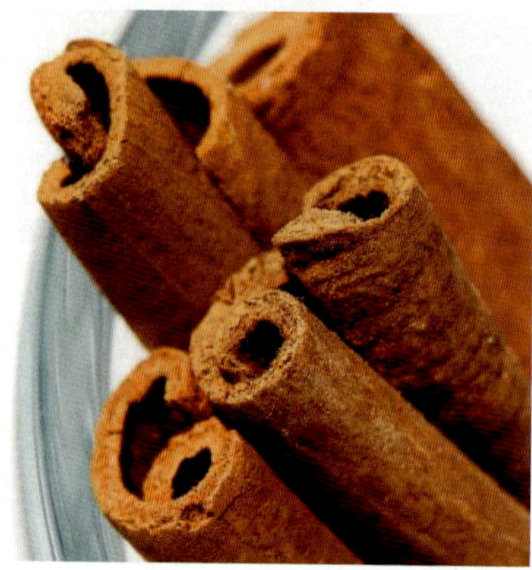

Kapitel 4 - Atmung und Achtsamkeit

Stress stört sehr direkt unser Immunsystem. Damit verbunden ist fast immer eine oberflächliche Atmung. Bewusstes Atmen und Achtsamkeitstechniken unterstützen also unsere Abwehrkraft. Es gibt viele bewährte Techniken, von denen einige davon als Inspiration aufgezeigt werden sollen. Zuerst schauen wir uns den medizinischen Hintergrund an.

Das vegetative Nervensystem

Das Immunsystem wird wie die Verdauung, die Atmung, der Schlaf, das Hormonsystem und viele andere Funktionen in hohem Maße von unserem vegetativen Nervensystem gesteuert.
Vegetativ heißt unwillkürlich. Das bedeutet, wir haben mit unserem Willen wenig und nur indirekt Einfluss auf diese Funktionen. Damit dieses System harmonisch arbeiten kann, gibt es zwei Gegenspieler oder Hauptakteure.

Der Sympathikus und der Parasympathikus

Hier ein Überblick über die wichtigsten Aufgaben

Sympathikus / Yang	***Parasympathikus / Yin***
Kampf und Flucht	Erholung und Schlaf
Erhöht den Stoffwechsel	Bremst den Stoffwechsel
Mobilisiert Energie	Speichert Energie
Erhöht Blutdruck und Puls	Bremst Blutdruck und Puls
Bremst Verdauung/Entgiftung	Aktiviert Verdauung/Entgiftung
Arbeitet schnell	Arbeitet langsam
Macht unruhig und aggressiv	Beruhigt und besänftigt
Bremst das Immunsystem	***Aktiviert das Immunsystem***

Gesundheit ist ein harmonischer Ausgleich von den Beiden. Anspannung und Entspannung, Tag und Nacht, Sommer und Winter, Einatmen und Ausatmen sollen sich auf gesunde Weise abwechseln.

Gerade das Immunsystem benötigt viel Zeit und Energie, um seine Arbeit zu erfüllen. Stress, Hektik, eine oberflächliche Atmung stören den Parasympathikus enorm. Die Folge sind Verdauungsbeschwerden, Kreislaufprobleme, Schlafstörungen und eben auch ein geschwächtes Immunsystem.
Leider leben wir in einer hochgradig stressigen Umwelt. Um dieses einseitige Übergewicht des Sympathikus (Adrenalinüberschuß) auszugleichen, muss man aktiv gegensteuern.
Hierfür ist die Atmung unser bester Freund.

Die Atmung folgt uralten vegetativen Regeln. Beim Einatmen spannt sich die Muskulatur (besonders das Zwerchfell) an, beim Ausatmen entspannen sich Muskeln, ohne dass wir dafür etwas tun müssen.

Lang anhaltender Stress führt dazu, dass dieses Loslassen der Muskelspannung beim Ausatmen gestört wird. Es bleibt eine ungesunde Restspannung.

Durch einfache Atemübungen kann man hier einen „Reset", eine gesunde Grundeinstellung wiederherstellen. Dies begünstigt dann nicht nur das Immunsystem, sondern alle vegetativen Funktionen

Bitte beachten Sie einige Ratschläge:
Es folgen einige einfache Übungen. Es geht nicht darum, den Atem „aktiv" zu verändern. Machen Sie die Übungen ohne Kraft und Anstrengung. Es ist ja gerade das Ziel, einen uralten Rhythmus wiederzufinden. Atmen Sie also ganz „normal" und beobachten Sie, wie sich Ihre Atmung **von selbst verändert.** Jede Entspannung führt zu einer tieferen, gleichmäßigeren Atmung und zu einem entspannten Geist.

Übung 1

Der natürliche Atemrhythmus

Einatmen* - *Ausatmen* - *Loslassen
Einatmen* - *Ausatmen* - *Loslassen
Einatmen* - *Ausatmen* - *Loslassen

Atmen Sie nun ruhig weiter, ohne Anstrengung, ganz natürlich. Versuchen Sie nicht, Gedanken und Gefühle wegzuschieben oder festzuhalten. Wie Wolken am Himmel ziehen diese weiter und lösen sich ohnehin von selbst wieder auf.
Sie können die Atemzüge zählen. Machen Sie 7 Atemzüge oder mehr. Atmen Sie ohne begleitende körperliche Übungen, sitzen Sie bequem, genießen Sie es! Loslassen bedeutet hier vor allem geistiges Loslassen. Wenn sich dies am Anfang sonderbar anfühlt, sagen Sie diesen „Text" laut, oder innerlich „laut", ohne bewertende Gedanken.
Was so einfach klingt, erfordert am Anfang oft einige Übung. Diese extrem einfache Übung ist sehr effektiv. Man kann sie jederzeit und überall machen. Sie schafft zunächst einen „Zwischenraum", eine Zwischenatmung, die Raum gibt für Entspannung. Man kann die Zeitspanne ausdehnen. Das Loslassen geschieht dann zunehmend von selbst. Ein natürlicher Rhythmus kommt zurück.

Übung 2

Der kleine Energiekreislauf (vereinfachte Form)

Diese Übung ist ein wenig aufwändiger, aber nicht wirklich schwierig. In der taoistischen Lehre hat man die Vorstellung, dass Lebensenergie zirkuliert. Bei dieser Übung steigt diese Energie beim Einatmen hinten den Rücken über den Kopf hoch. Beim Ausatmen gleitet diese vorne wieder nach unten. Stellen Sie sich einen kleinen Energieball oder eine Lichtkugel in einem kleinen Abstand außerhalb des Körpers vor. Lassen Sie diese beim Einatmen hinten hochsteigen und beim Ausatmen vorne nach unten gleiten. Atmen sie sozusagen in einer Ellipse oder im Kreis. Dies geschieht ohne Kraft und Anstrengung.

Es gibt von dieser Übung ausführlichere Varianten.

Der Effekt ist dem der 1. Übung sehr ähnlich. Das Ziel ist ein harmonischer Fluss von Energien.

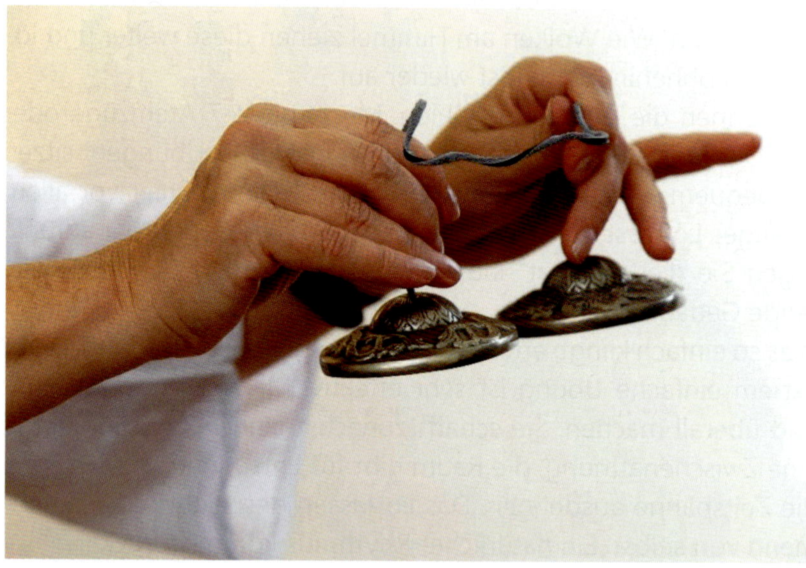

Übung 3

Klopfen der Mittellinie

Diese Übung kommt aus dem Bereich der energetischen Psychotherapie nach Fred Gallo. Der bekannte Name lautet EFT und steht für „Emotional Freedom Technique".
Dahinter steht die Idee bzw. die Erfahrung, dass emotionale und körperliche Blockaden mit dem Beklopfen spezieller Akupunkturpunkte gelöst werden können. Die Klopftechnik wird durch Affirmationen verstärkt.
Zunächst wiederhole ich einige Dinge, die bereits ganz am Anfang des Ratgebers besprochen wurden. Unser Organismus wird durch Muskeln, Nervenbahnen, aber auch von Energiebahnen (Meridianen) durchzogen. Die Meridiane helfen dem Organismus die Lebensenergie durch den Körper fließen zu lassen. Gesundheit ist demnach der freie Fluss von Energien durch den Organismus. Negative Erfahrungen, Stress oder Traumata, ganz gleich ob sie physischer oder psychischer Natur sind, werden im Organismus in den Muskeln, in den Nerven und auf den Meridianen eingespeichert. Kommt es hier zu Blockaden, kann die Lebensenergie nicht mehr frei fließen. Diese Blockaden kann man sich als eine „geistige, energetische Verklumpung" vorstellen, die den Durchfluss auf einem der Meridiane verstopft. Durch das Klopfen bestimmter Punkte auf dem lokalisierten Meridian wird die Blockade „aufgeklopft" und durch tiefes Atmen in Verbindungen mit positiven Affirmationen entstehen neue Informationen und die Energie kann freier fließen.
Als kleine Übung können Sie sich aufrecht hinstellen oder setzten und nach einem tiefen Atemzug mit den Zeige- und Mittelfinger ganz sanft damit beginnen die Mittellinie zu klopfen oder zu massieren.

1. Klopfen Sie den Punkt auf der Stirn und lassen Sie Ihren Atem ganz natürlich ein- und ausströmen. Dabei sagen Sie bitte den Satz: Jede Anspannung (Stress, Angst, Sorge) verlässt meinen Körper und Geist.

2. Klopfen Sie nun den Punkt unter der Nase und lassen Sie Ihren Atem ganz natürlich ein- und ausströmen. Dabei sagen Sie den Satz: Jede Anspannung (Stress, Angst, Sorge) verlässt meinen Körper und Geist.

3. Klopfen Sie den Punkt unter der Lippe und lassen Sie Ihren Atem ganz natürlich ein- und ausströmen. Sagen Sie dabei den Satz: Jede Anspannung (Stress, Angst, Sorge) verlässt meinen Körper und Geist.

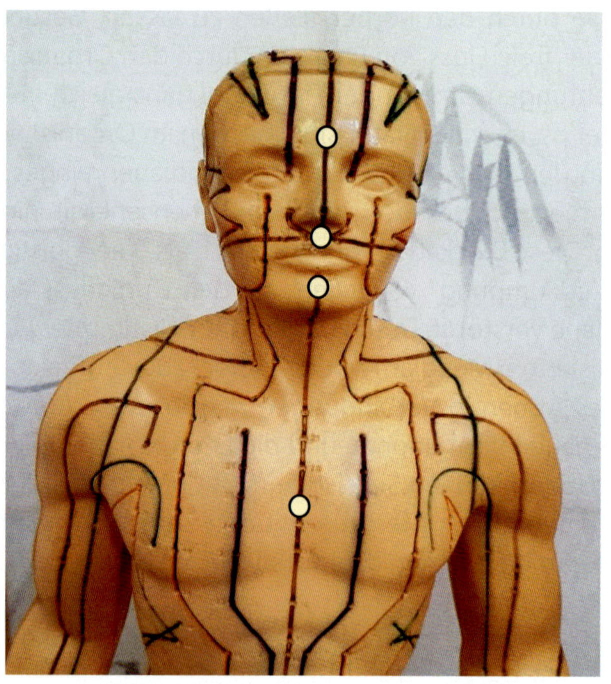

4. Klopfen Sie den Punkt auf der Thymusdrüse und lassen Sie Ihren Atem ganz natürlich ein- und ausströmen. Dabei sage den Satz: Jede Anspannung (Stress, Angst, Sorge) verlässt meinen Körper und Geist.

5. Jetzt halten Sie inne und beobachten Ihren Atem.

6. Spüren Sie nun hin, welcher der 4 Punkte heute für Sie am besten ist und klopfen Sie diesen in Verbindung mit dem Atem und dem Satz.
Dann halten Sie noch einmal inne und atmen tief ein und aus.

Weitere Methoden, die unser Immunsystem stärken

Es gibt eine ganze Reihe sehr bewährter Mittel, die Entspannung und ein seelisch körperliches Gleichgewicht zurückbringen können. Damit ist stets auch eine Unterstützung unseres Immunsystems verbunden. Einige von ihnen möchte ich kurz erwähnen.

Qi Gong und **Yoga**
Diese sind inzwischen so bekannt, dass diese nicht weiter beschrieben werden müssen. In Ostasien gehören diese zum Bestandteil des täglichen Lebens.

MBSR (Mindfulness Based Stress Reduction)
Die von John Kabat Zinn entwickelte Methode zur Stressbewältigung verbreitet sich gerade über die ganze Welt. Im Vordergrund steht eine auf Achtsamkeit basierte Methode, die verschiedene traditionelle und moderne Sichtweisen und Techniken verbindet.

Autogenes Training

AT ist leider etwas „außer Mode" geraten. Es ist sehr leicht zu erlernen und hoch effektiv für unser vegetatives Nervensystem.

Progressive Muskelentspannung nach Jakobsen

Gerade das Loslassen oder Auflösen von muskulärer Anspannung bereitet unserer stressigen, modernen Welt viele Probleme. Hier finden Sie einen sehr praktischen Ansatz.

Schlusswort

Dieser Ratgeber ist hoffentlich sinnvoll und hilfreich. Nehmen Sie davon, was Ihnen nützlich erscheint!

Ich wünsche Ihnen ein langes Leben in bester Gesundheit und einen gesunden Humor.

Viel Glück!

Ihr Peter Hollmayer

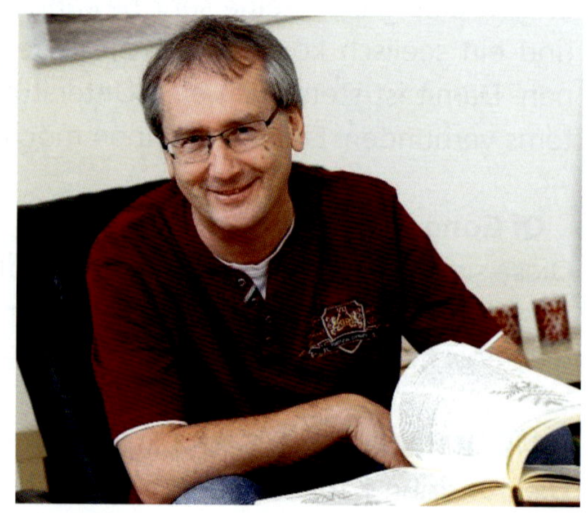

Via Vita - Schule für Traditionelle Chinesische Medizin

Die von Peter Hollmayer 1995 gegründete Schule bietet Ausbildungen und Seminare mit dem Themenschwerpunkt Traditionelle Chinesische Medizin. Sie gehört zu den erfahrensten TCM Schulen in Deutschland. Zum Angebot gehören.

- **Online Seminare und Präsenzseminare**
- TCM Ausbildung mit Schwerpunkten Ernährung, Fünf Elemente, Zungen und Pulsdiagnostik, Pharmakologie und Akupunktur/Akupressur und Fachthemen.
- Ausbildung und Seminare zum Thema Ernährung nach der TCM
- Fachseminare zur Erfahrungsheilkunde

You Tube Kanal: ***TCM für Deine Gesundheit***

Sie finden eine ganze Reihe von kostenlosen Videos auf dem You Tube Kanal von Peter Hollmayer.

Kostenlose Informationen und Downloads

Auf folgender Homepage finden Sie zahlreiche kostenlose Skripte und Informationen zur TCM und zur Erfahrungsheilkunde.

www.viavita-institut.de

Literaturempfehlungen

Peter Hollmayer
Die heilende Kraft pflanzlicher Nahrung

Franz Wagner
Akupressur auf den Punkt gebracht

Erich Rauch
Die milde Ableitungsdiät nach F. X. Mayr

Bo Sun
Das TCM Kochbuch

Richard Willfort
Gesund durch Heilkräuter

Sebastian Kneipp
Meine Wasserkur